흔들흔들
화투
색칠놀이

뇌 건강 치매 예방에 도움되는

흔들흔들
화투
색칠놀이

버금디자인연구소엮음

목차

1. 1월, 2월, 3월을 상징하는 화투-p.9
2. 4월, 5월, 6월을 상징하는 화투-p.25
3. 7월, 8월, 9월을 상징하는 화투-p.41
4. 10월,11월, 12월을 상징하는 화투-p.57

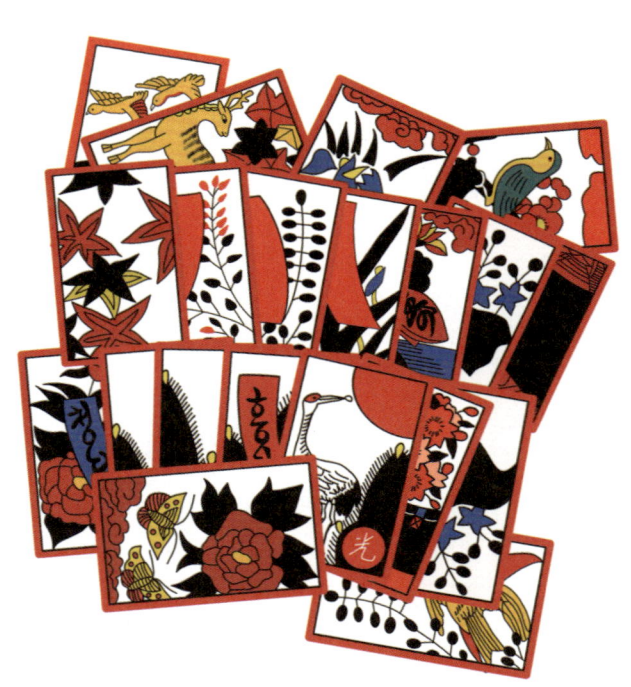

화투는 어떤 놀이인가요?

화투는 12종류 48장으로 이루어진 놀이딱지의 일종으로 이름 그대로 풀이하면 '꽃들의 싸움'이라는 뜻입니다.

일본의 카드놀이인 '하나후다'가 조선시대 후기에 한반도로 전해져 변형된 것으로 보이며, 이것을 처음 누가 전파했는지 알 수 없으나, 쓰시마 섬의 상인들이 장사차 한국에 왕래하면서 퍼뜨린 것으로 알려져 있습니다.

화투의 기본 구성은 1, 3, 8, 11, 12월에는 '光(광)'이라고 쓰여 있는 '스무 끗' 짜리 패가 한 장씩 있고, 2, 4, 5, 6, 7, 8, 9, 10, 12월의 패에는 동물, 또는 사물이 그려져 있는 '열 끗' 짜리 패가 한 장씩 있습니다. 또 8월과 11월을 제외한 모든 달의 패에는 파란색이나 빨간색의 '띠'가 그려져 있는 '오 끗' 짜리 패가 한 장씩 있습니다. 그 외 1월에서 11월까지의 패에는 그 달을 상징하는 배경만 그려진 '피'가 2장씩 있고, 12월의 패에는 1장만 있습니다.

- 출처 : 한국민속대백과사전

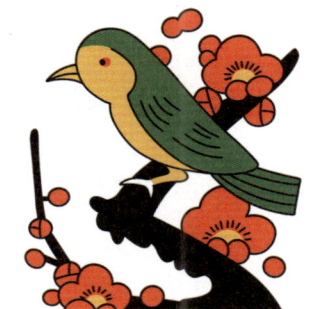

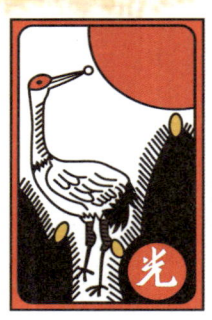 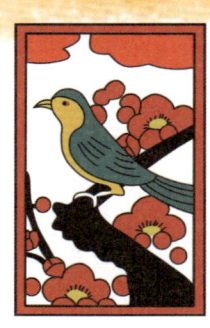 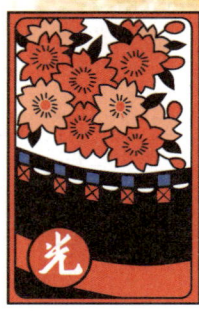

1월   2월   3월

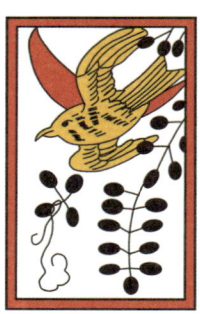 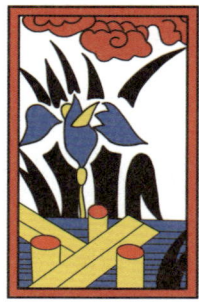 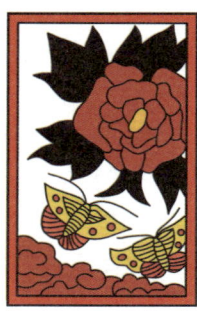

4월   5월   6월

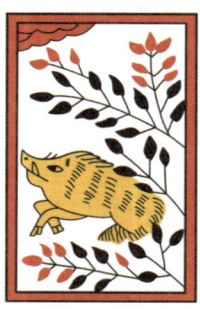 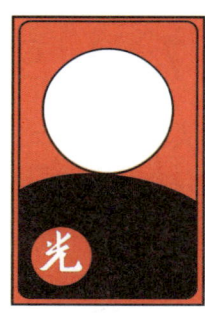 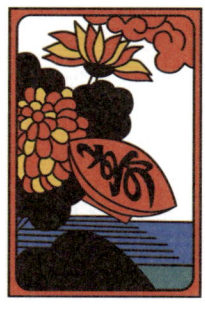

7월   8월   9월

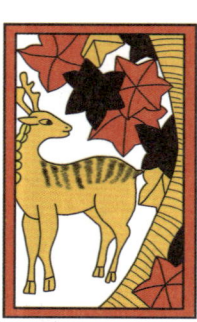 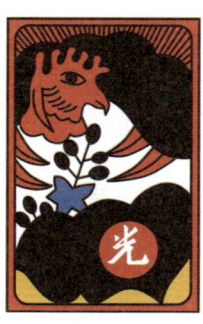 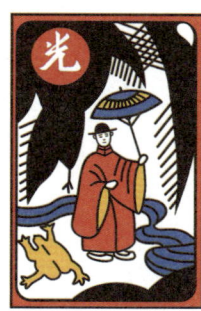

10월   11월   12월

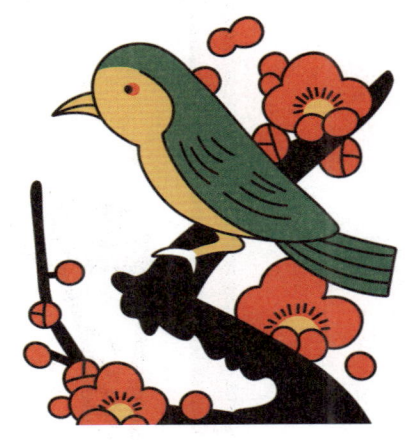

1. 1월, 2월, 3월을 상징하는 화투

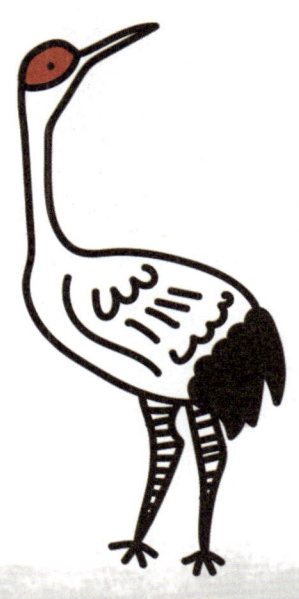
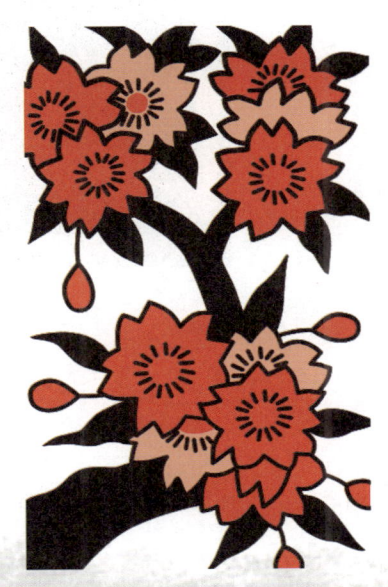

1월 송학(솔)

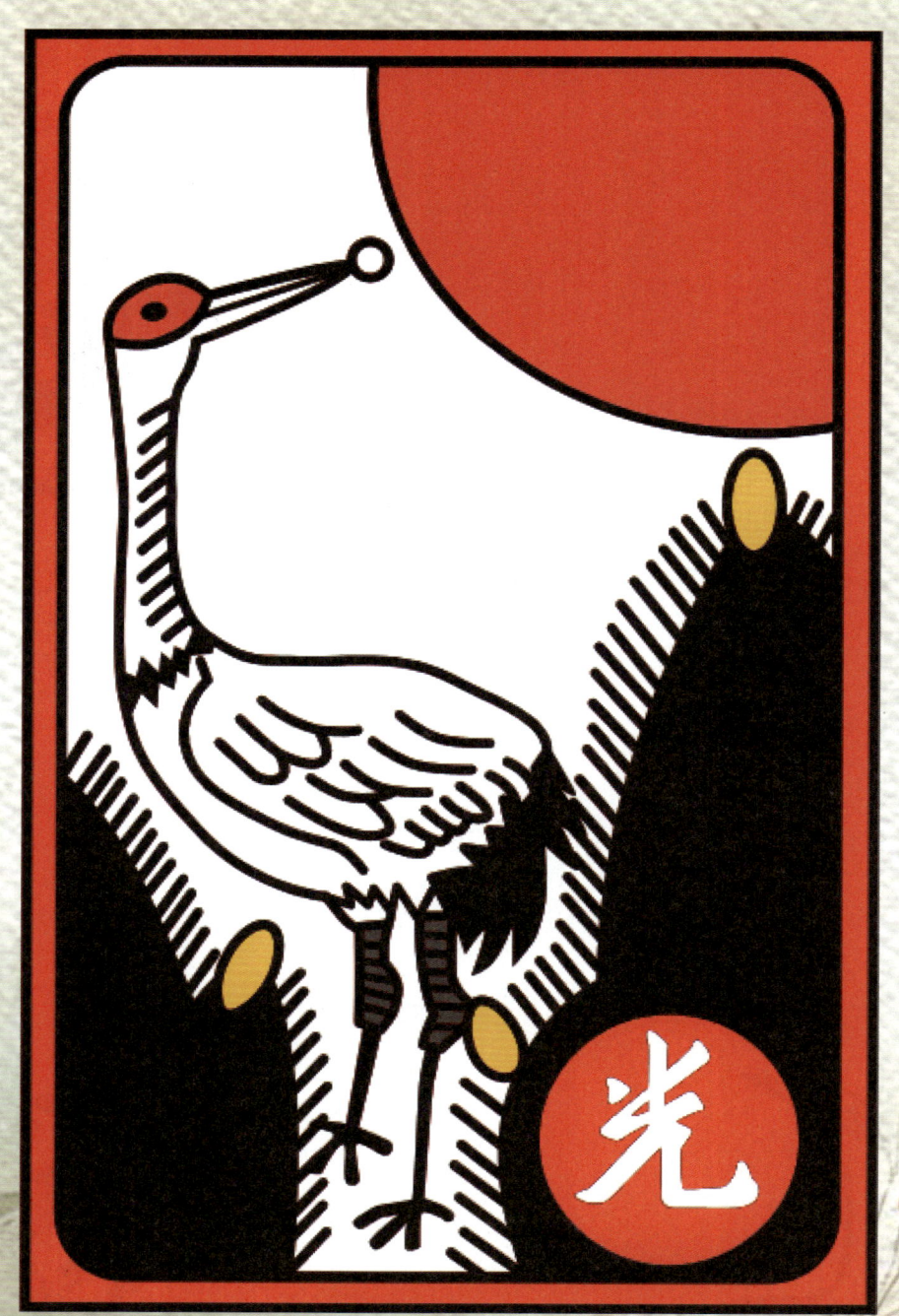

1월 송학(소나무와 학)
1월의 화투는 송학으로 새해 건강한 삶과 복을 기원하는 마음이 담겨있습니다.

알록달록 예쁘고 아름답게 색칠해 보세요.

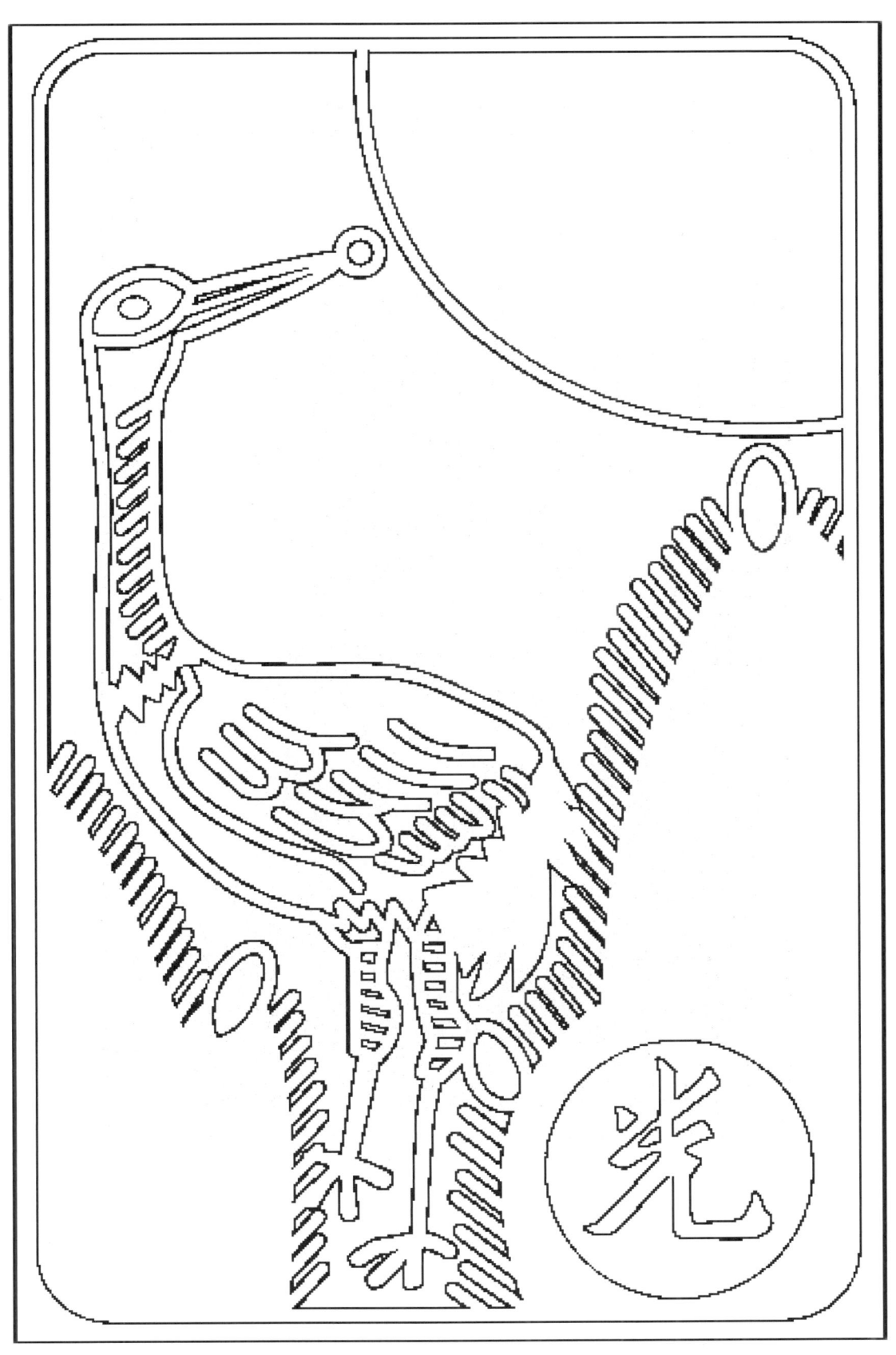

1월 송학(솔)

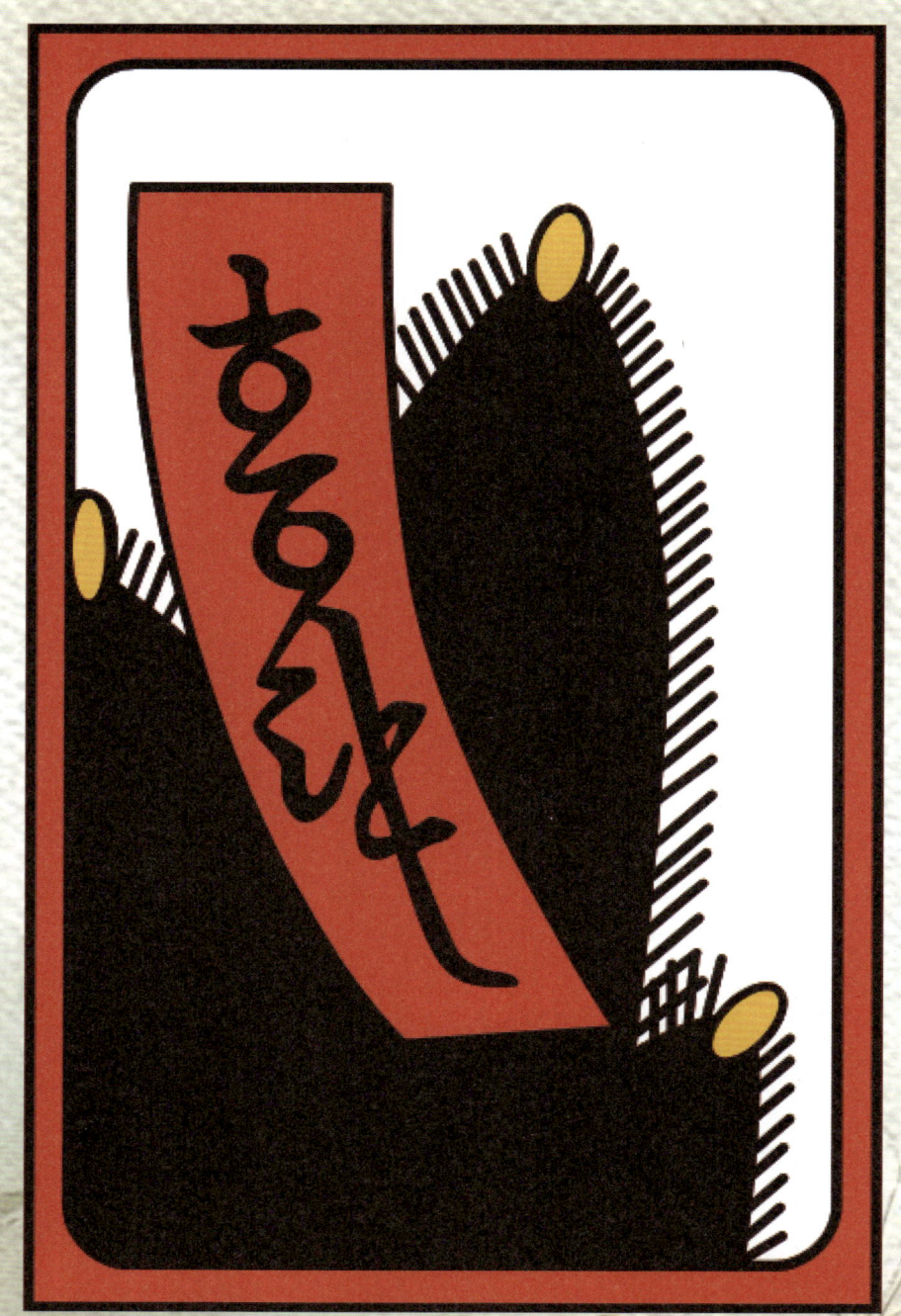

1월 송학(소나무와 학)
추운 겨울에도 시들지 않는 푸른 정월의 소나무는 복을 상징합니다.

알록달록 예쁘고 아름답게 색칠해 보세요.

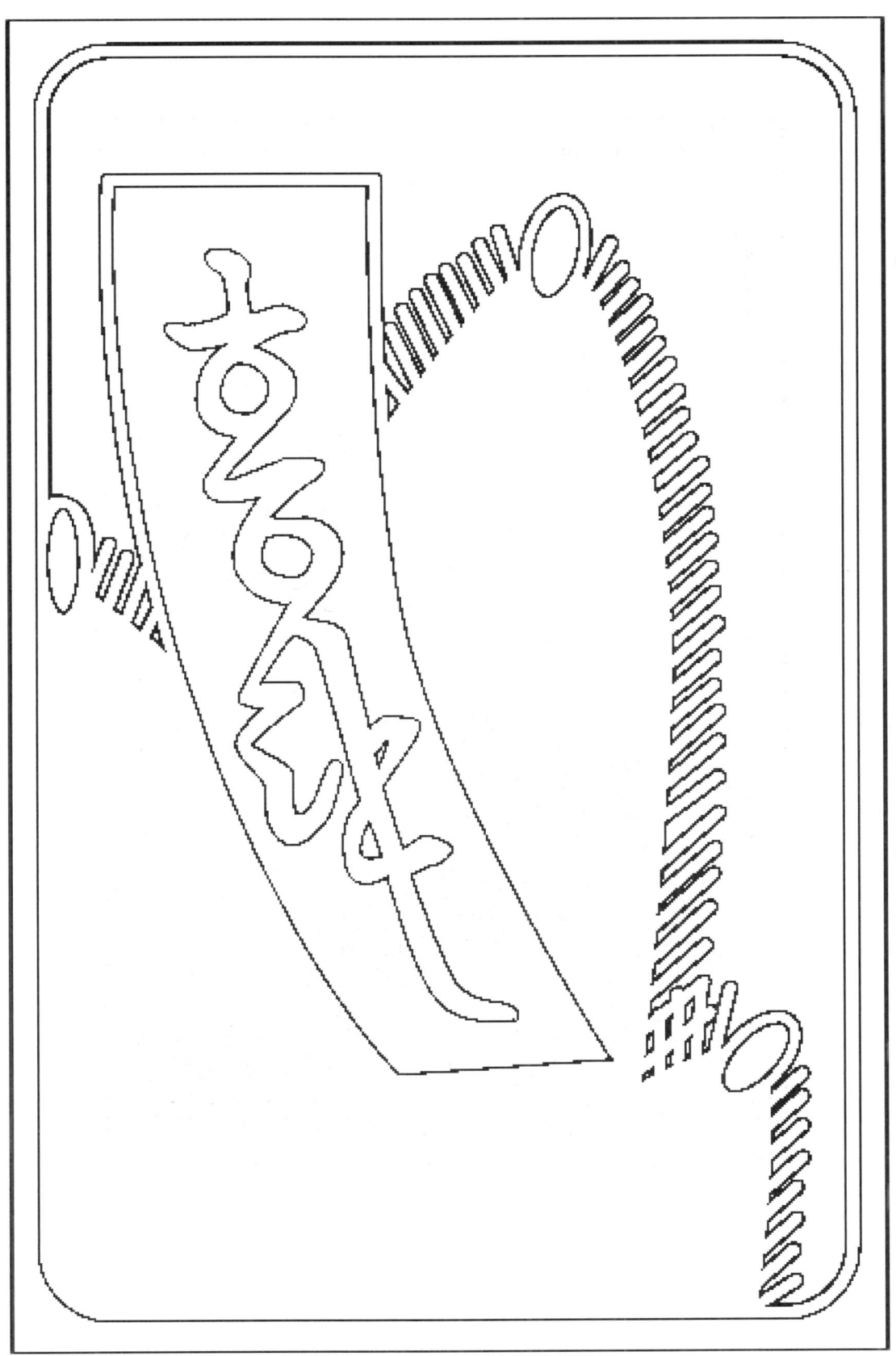

2월 매조(매화와 휘파람새)

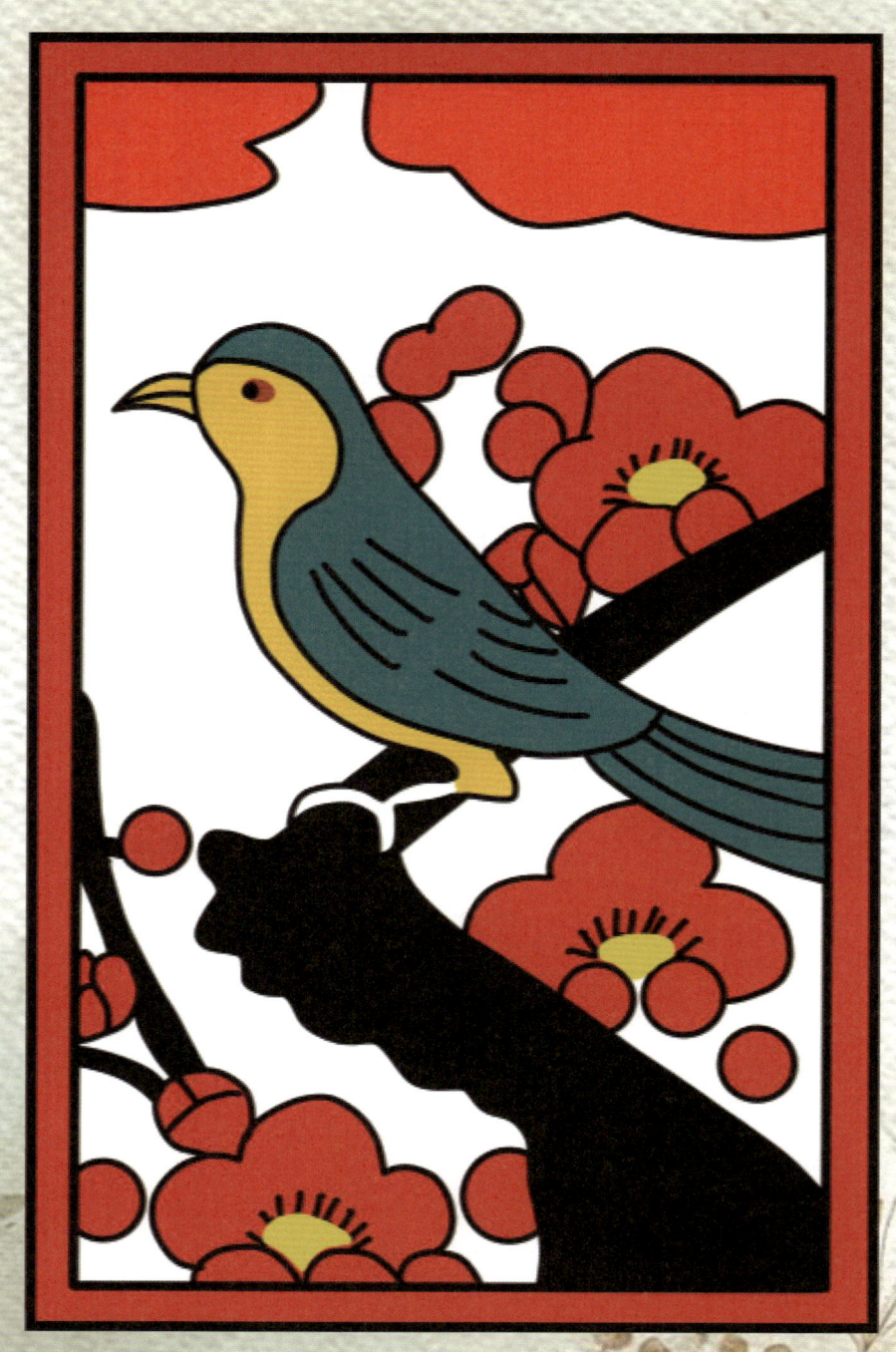

2월 매조(매화와 휘파람새)
2월의 화투는 추운 시기에 꽃을 피우는 매화와 봄을 상징하는 휘파람새입니다.

알록달록 예쁘고 아름답게 색칠해 보세요.

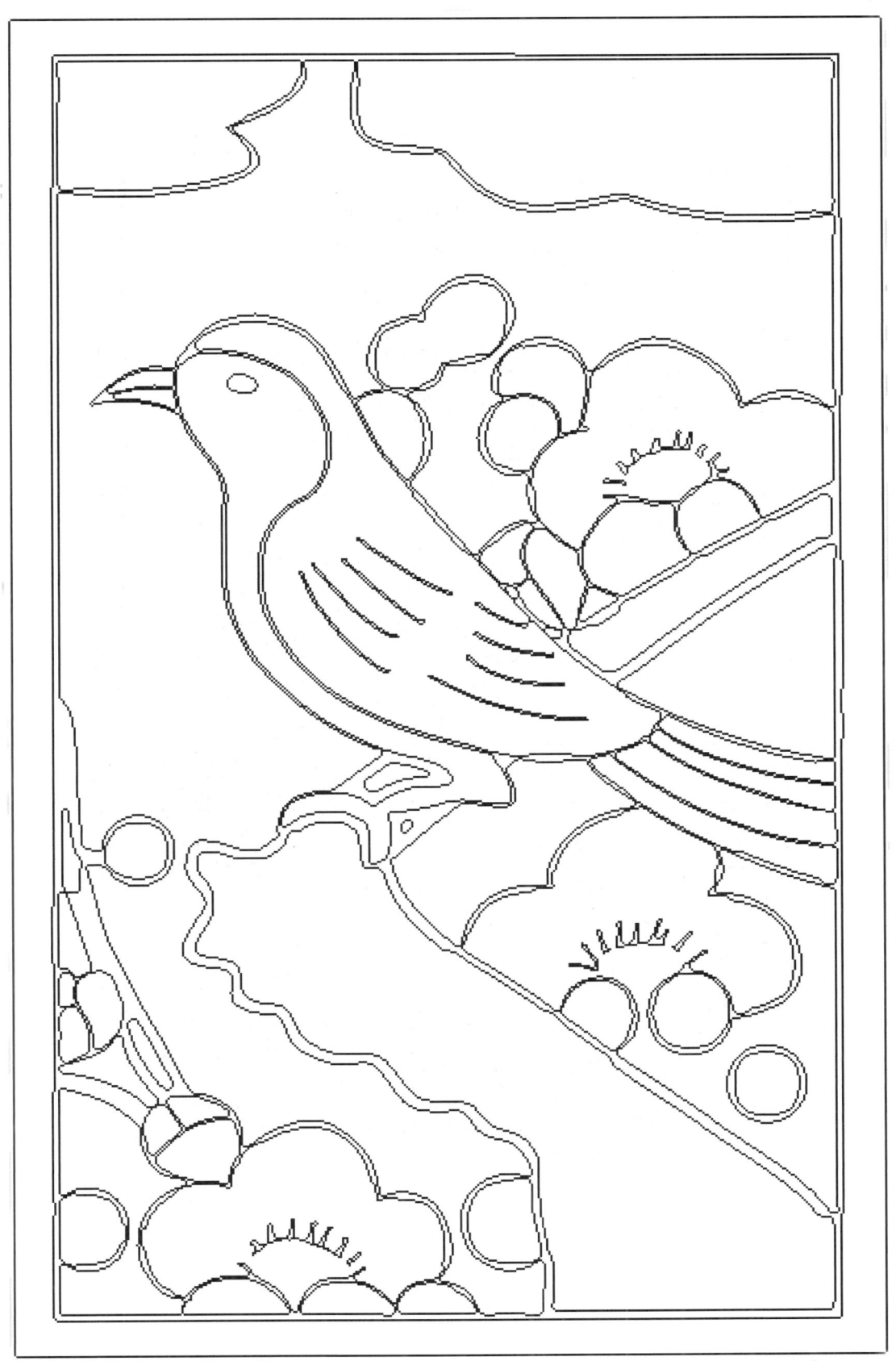

2월 매조(매화와 휘파람새)

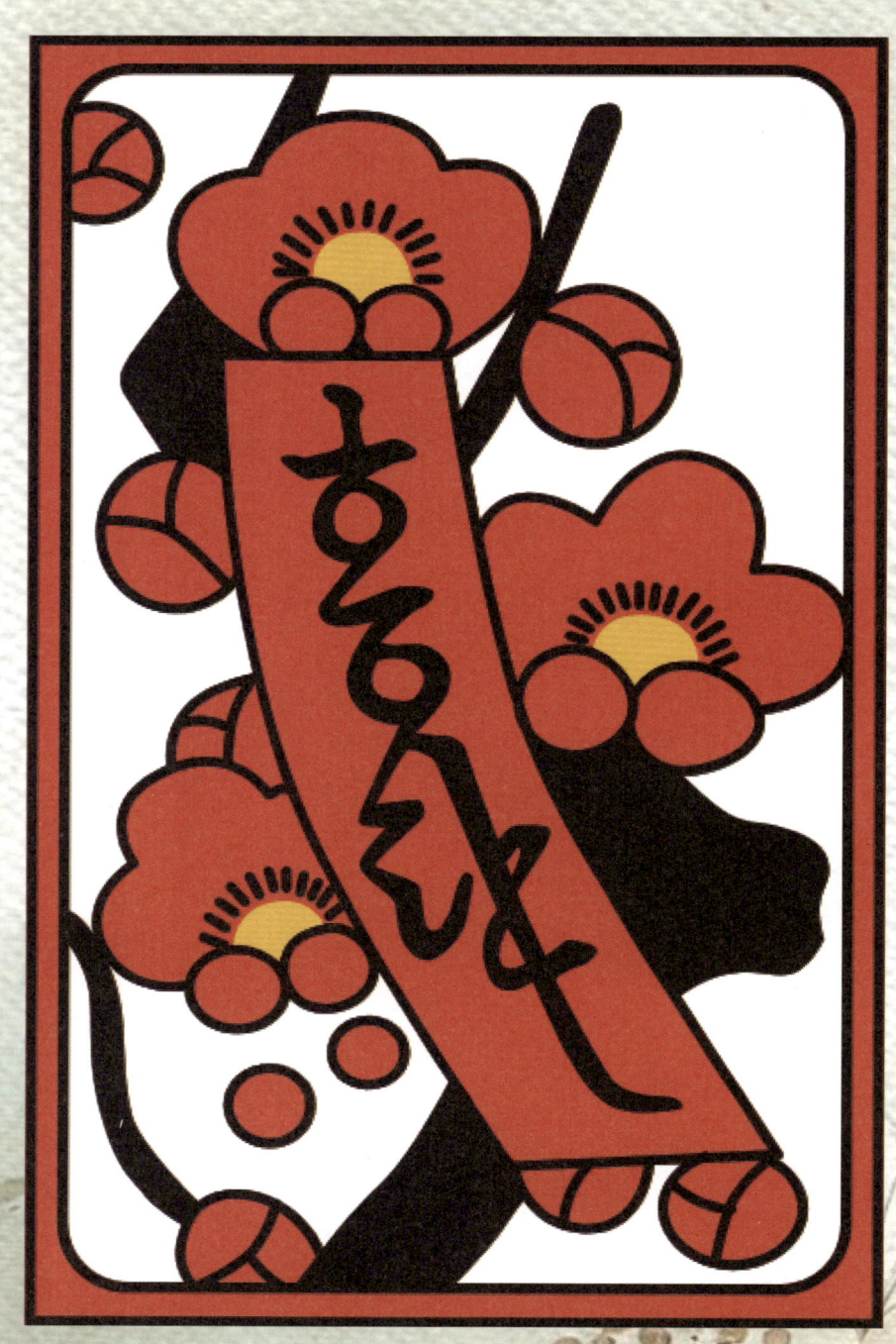

2월 매조(매화와 휘파람새)
2월 화투패에 담긴 뜻은 '연인'입니다.
봄바람이 불기 전 꽃을 피운 매화꽃을 누구와 함께 봤었나요?

알록달록 예쁘고 아름답게 색칠해 보세요.

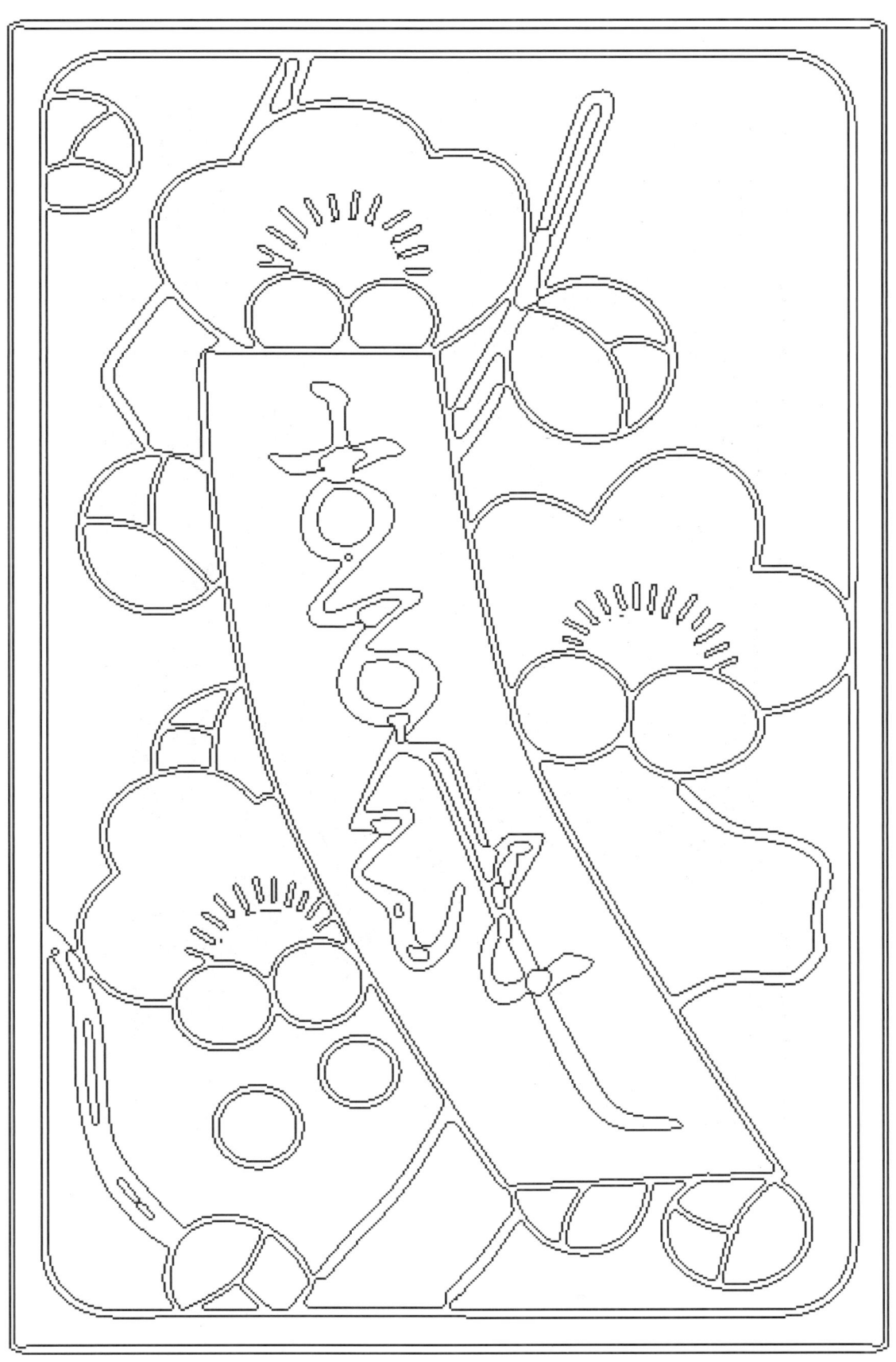

알록달록 예쁘고 아름답게 색칠해 보세요.

3월 벚꽃

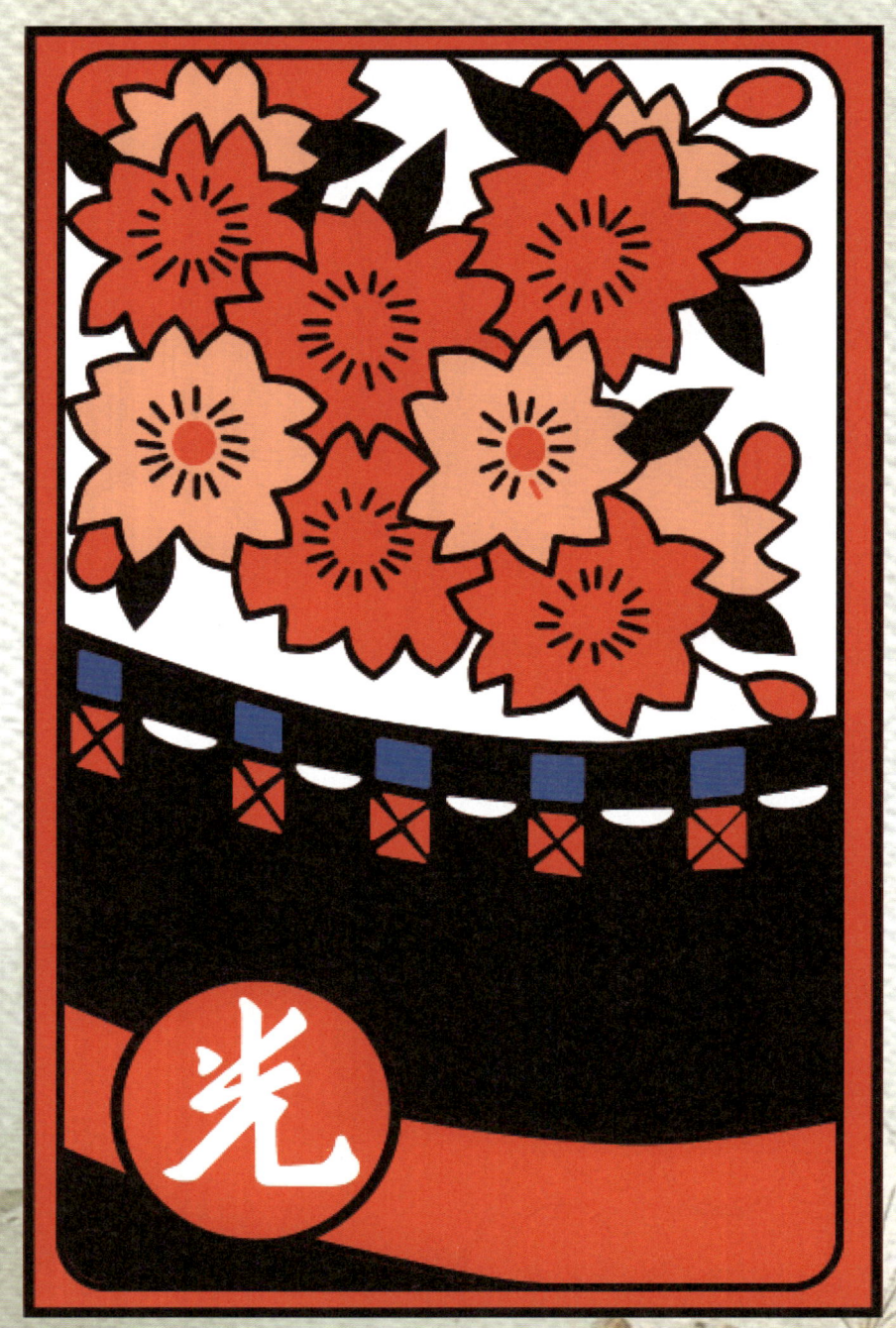

3월 벚꽃
3월의 화투는 봄을 상징하는 벚꽃입니다.

알록달록 예쁘고 아름답게 색칠해 보세요.

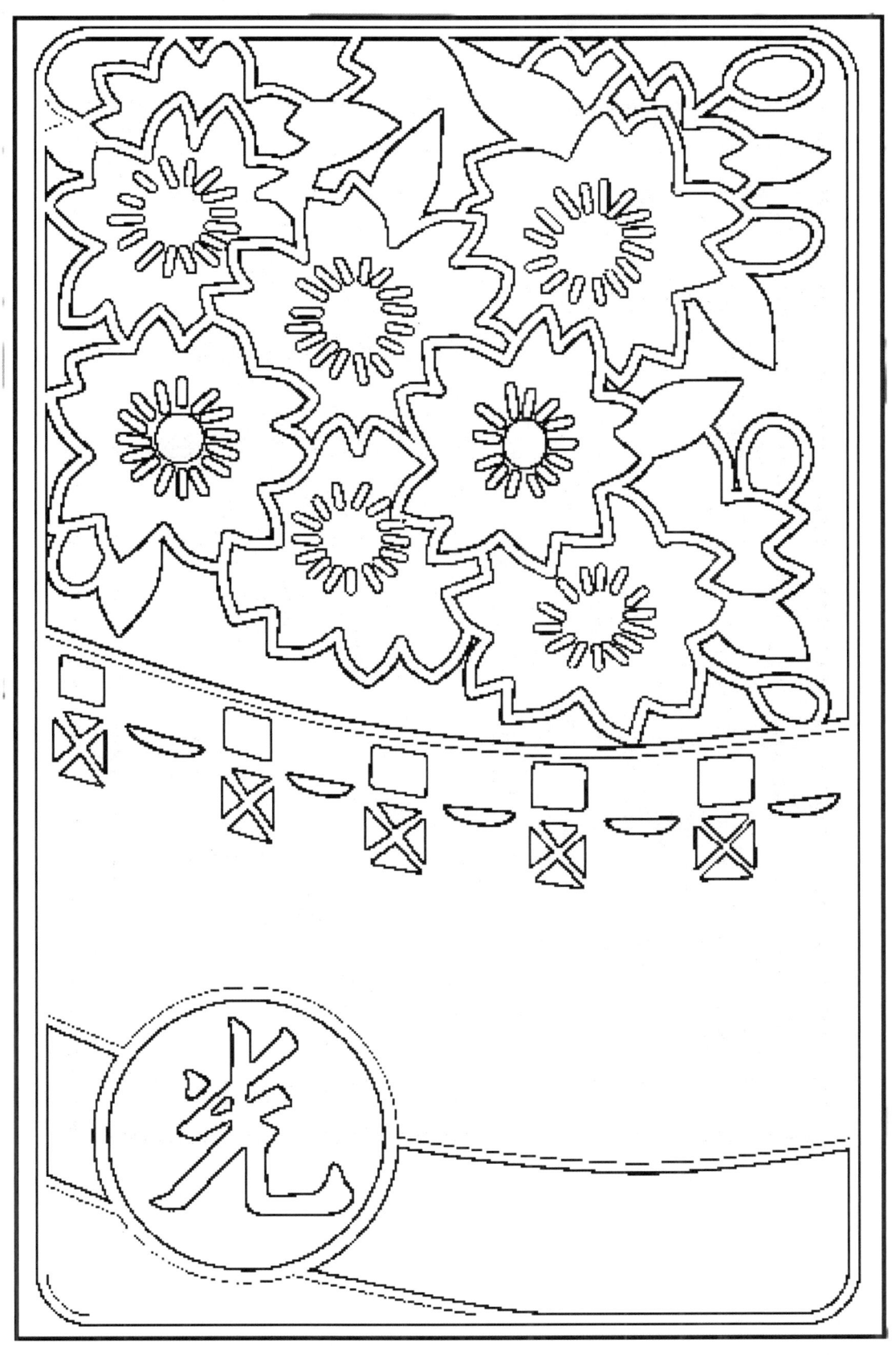

3월 벚꽃

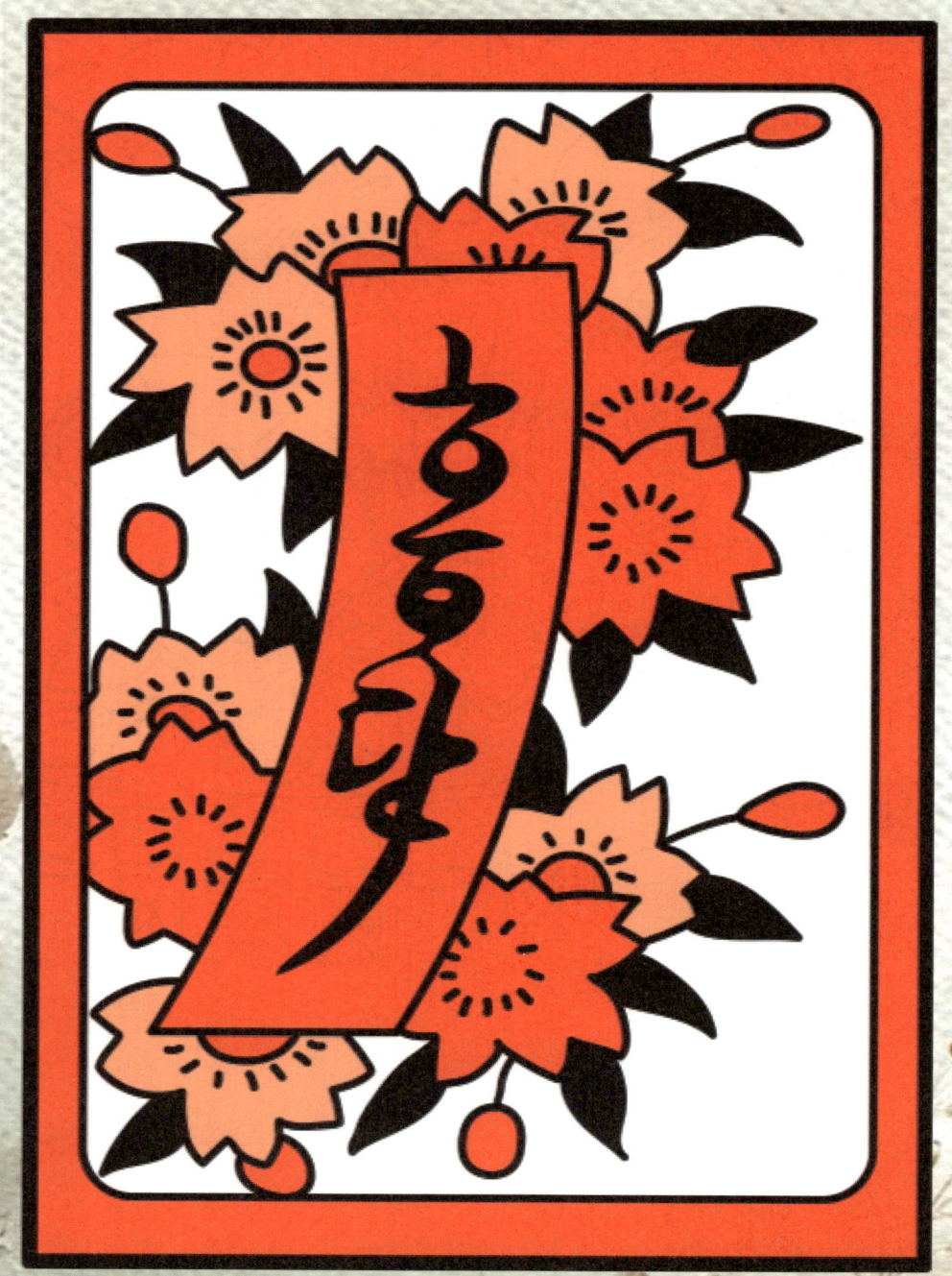

3월 벚꽃
3월 화투패에 담긴 뜻은 '여행'입니다.
벚꽃놀이를 즐겼던 즐거운 추억을 떠올려보세요.

알록달록 예쁘고 아름답게 색칠해 보세요.

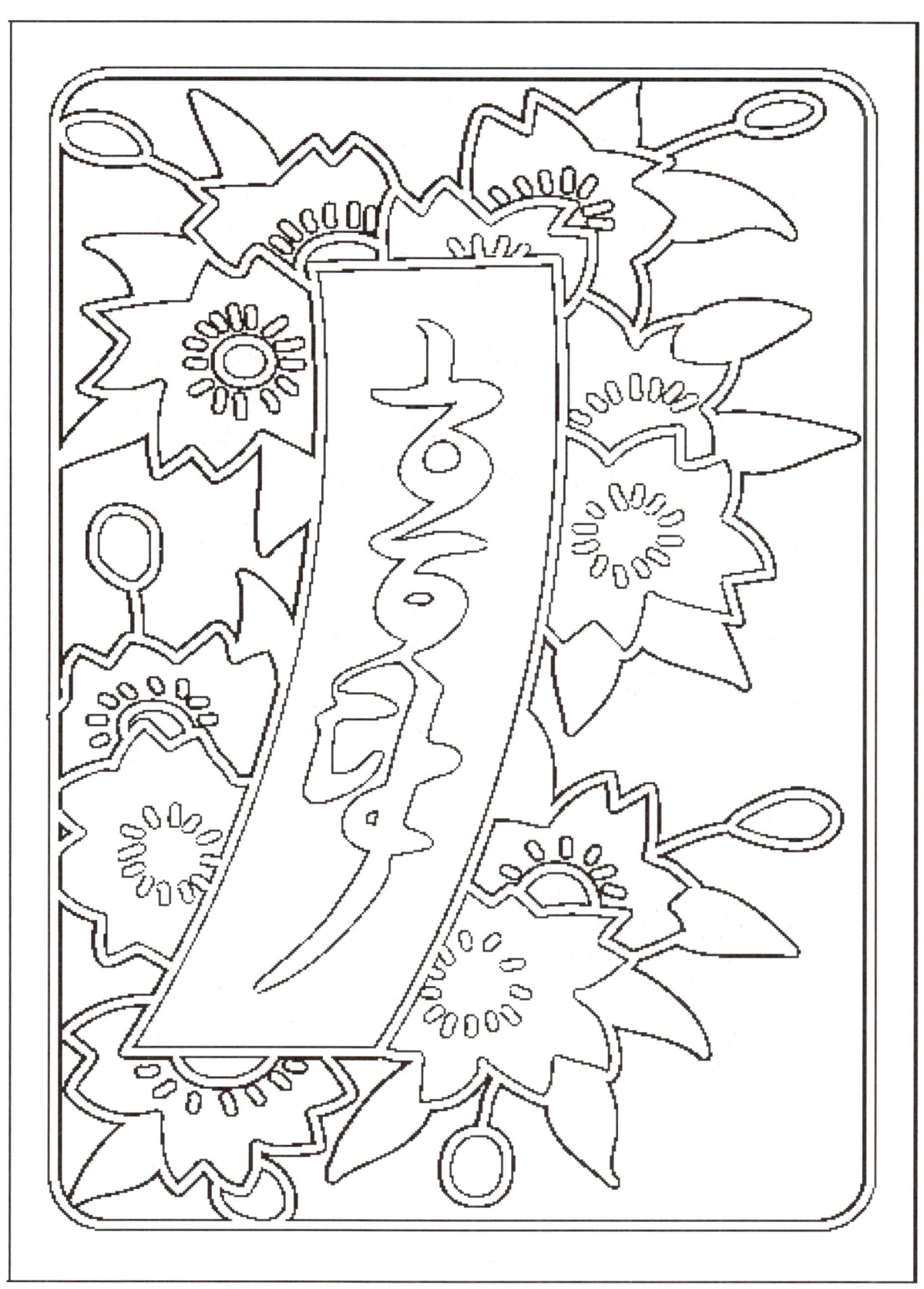

알록달록 예쁘고 아름답게 색칠해 보세요.

3월 벚꽃

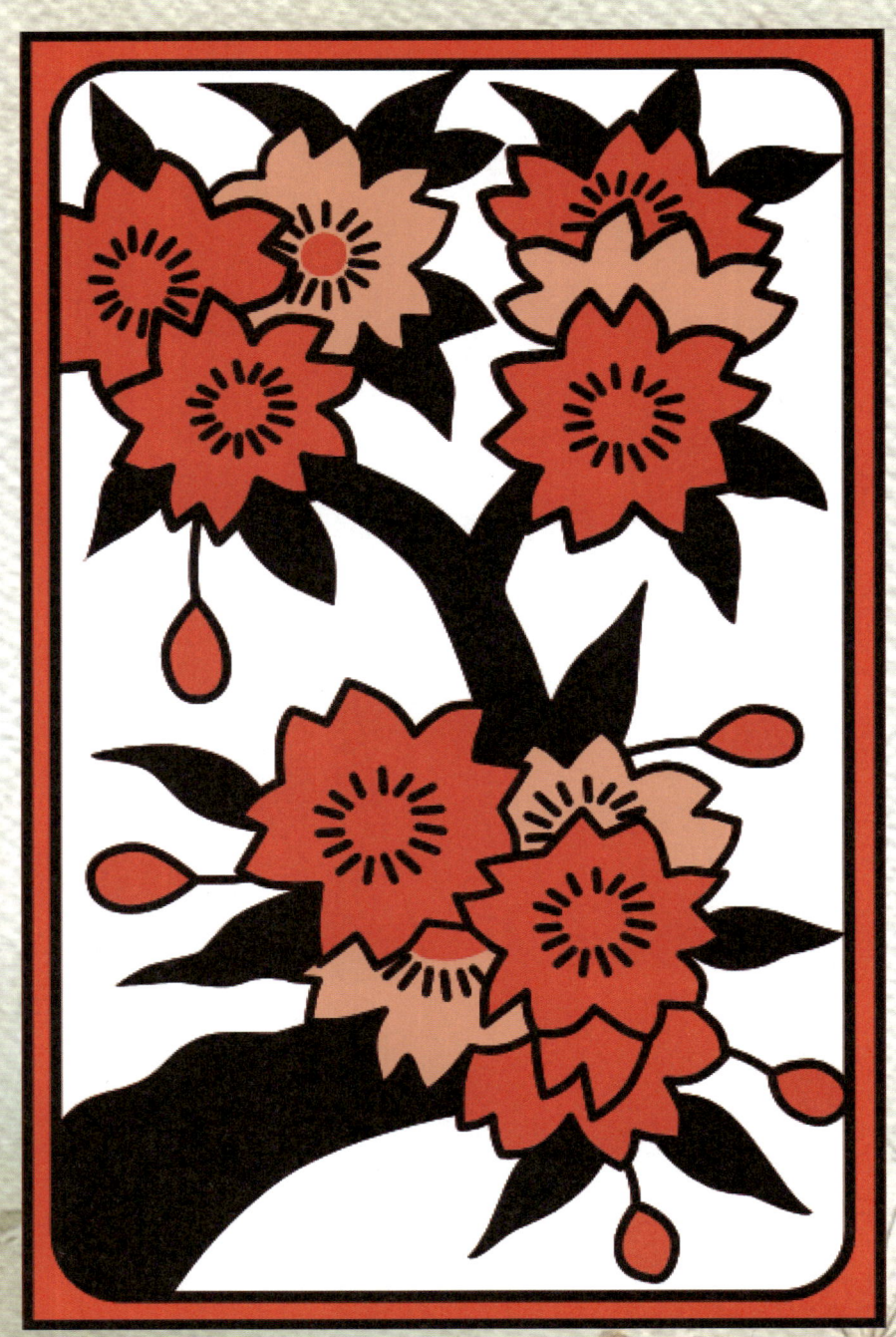

3월 벚꽃
벚꽃은 봄을 상징하는 대표적인 꽃입니다.
벚꽃의 꽃말은 아름다운 정신, 정신적 사랑, 삶의 아름다움입니다.

알록달록 예쁘고 아름답게 색칠해 보세요.

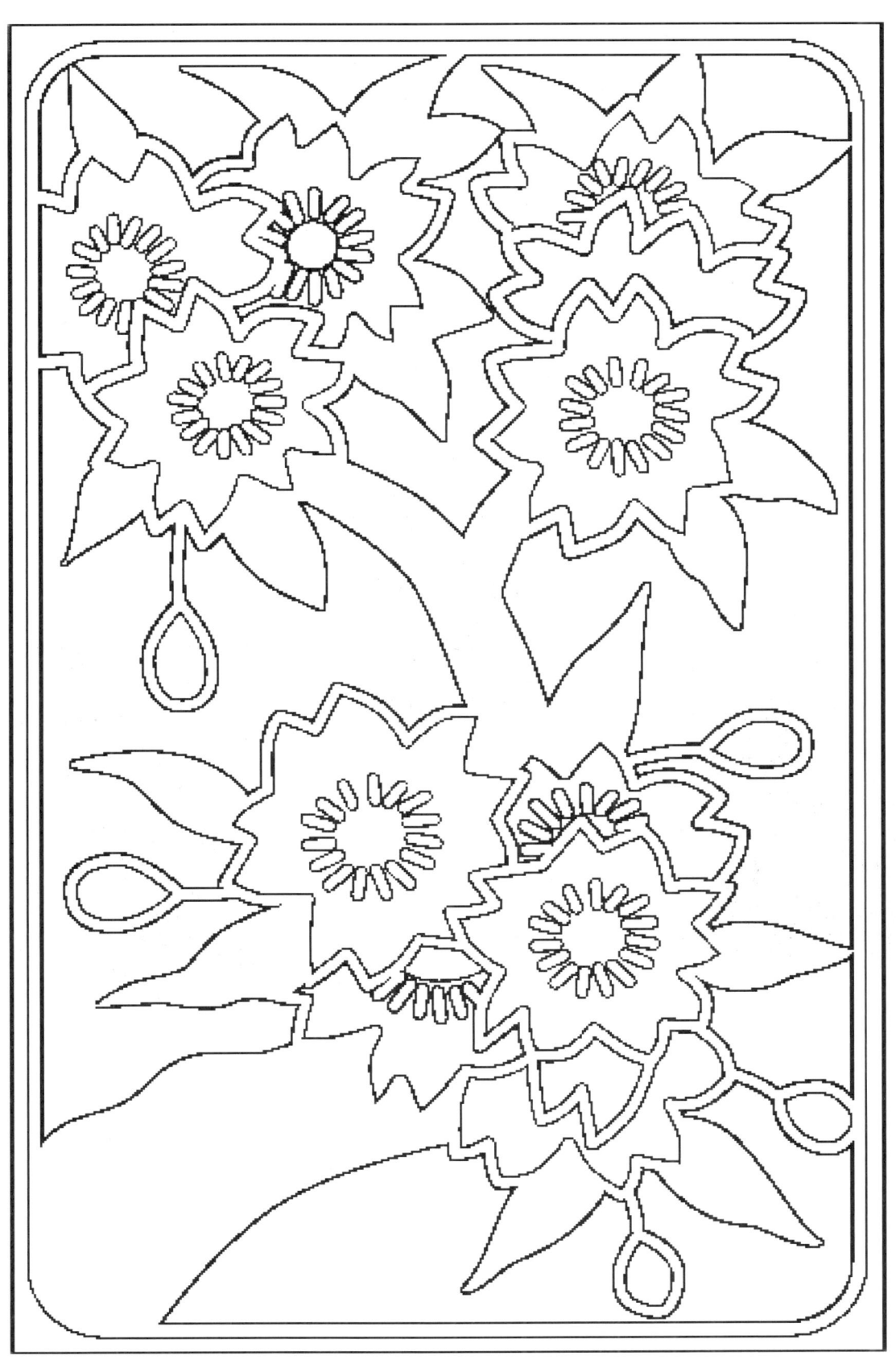

화투 중 여행을 의미하는 화투는 무엇일까요?

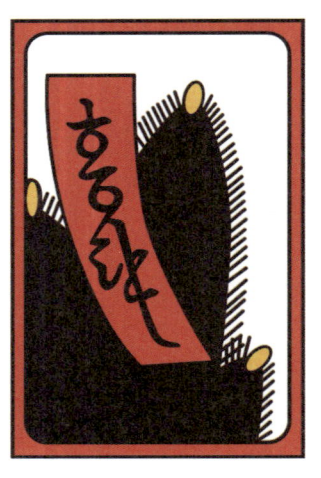

1월 송학

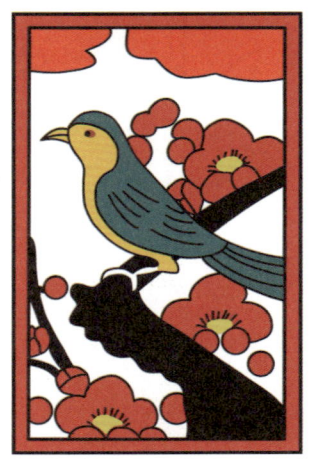

2월 매조

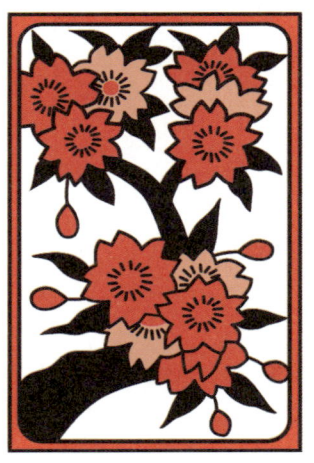

3월 벚꽃

'정답은 76 쪽에'

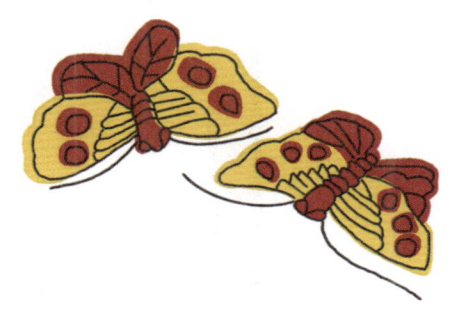

2. 4월, 5월, 6월을 상징하는 화투

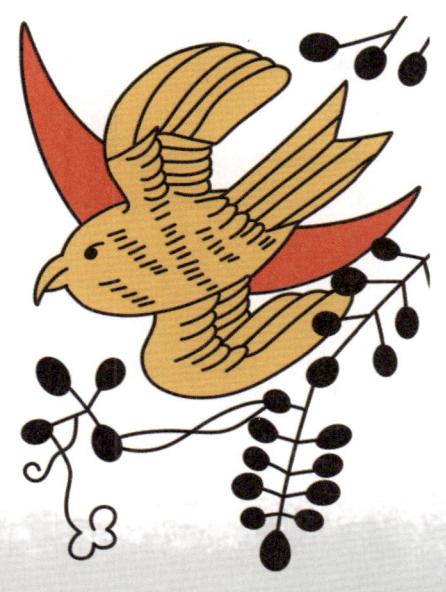
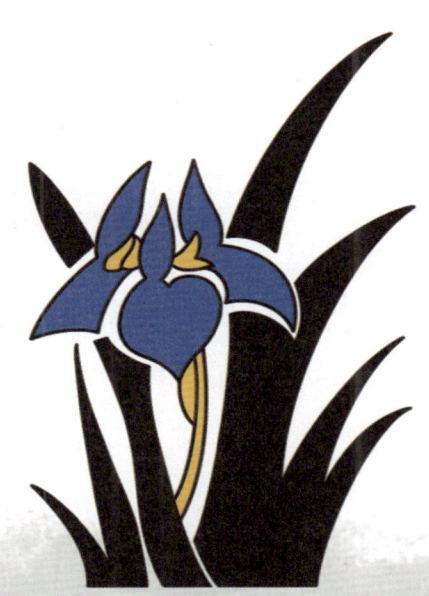

4월 등나무(흑싸리)

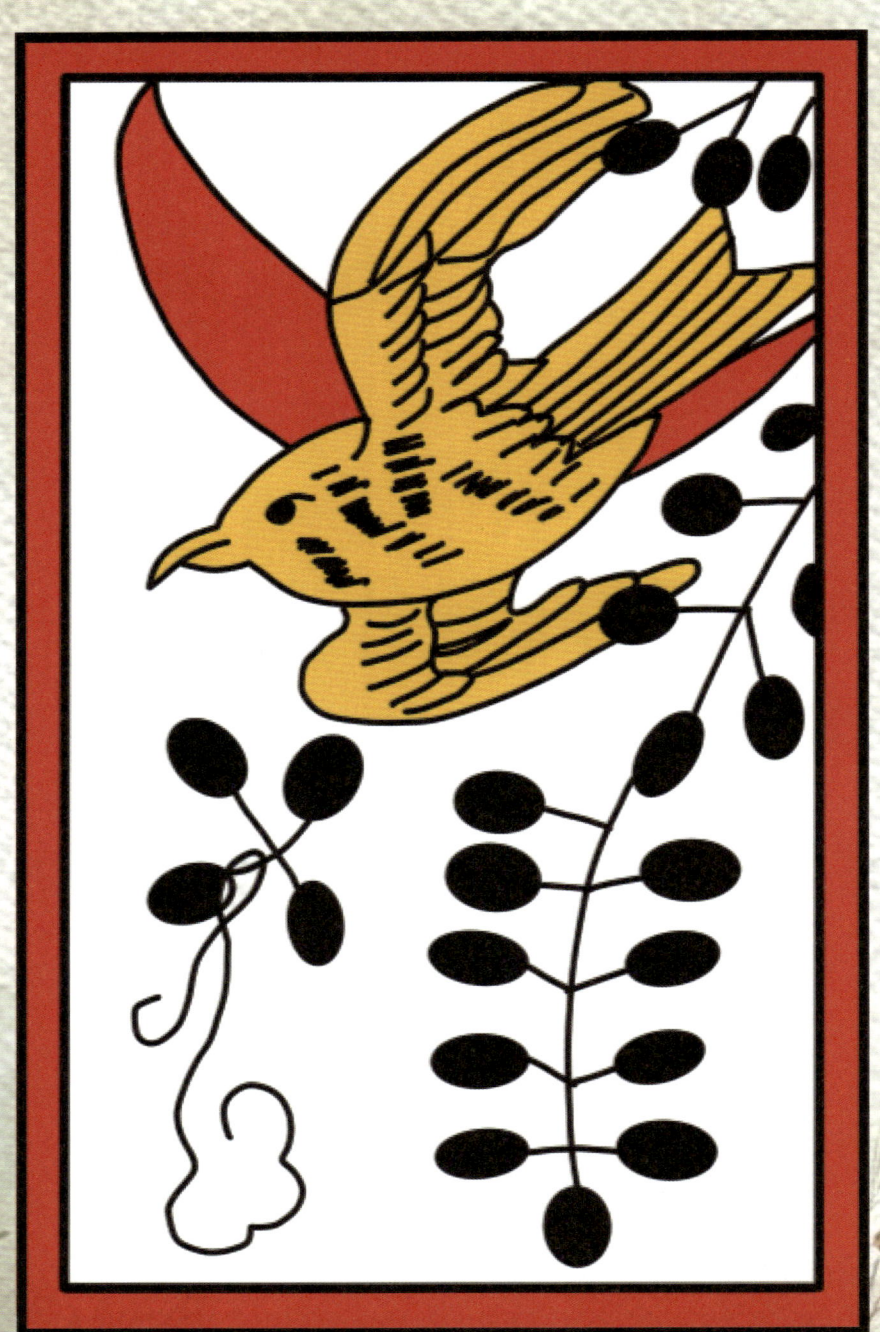

4월 등나무(흑싸리)
4월의 화투는 잎과 꽃이 아래로 늘어진 등나무입니다.
흔히 색깔 때문에 흑싸리라고 많이 부르지만,
등나무의 잎과 꽃이 아래로 축 늘어진 모습을 본떠 만든 패입니다.

알록달록 예쁘고 아름답게 색칠해 보세요.

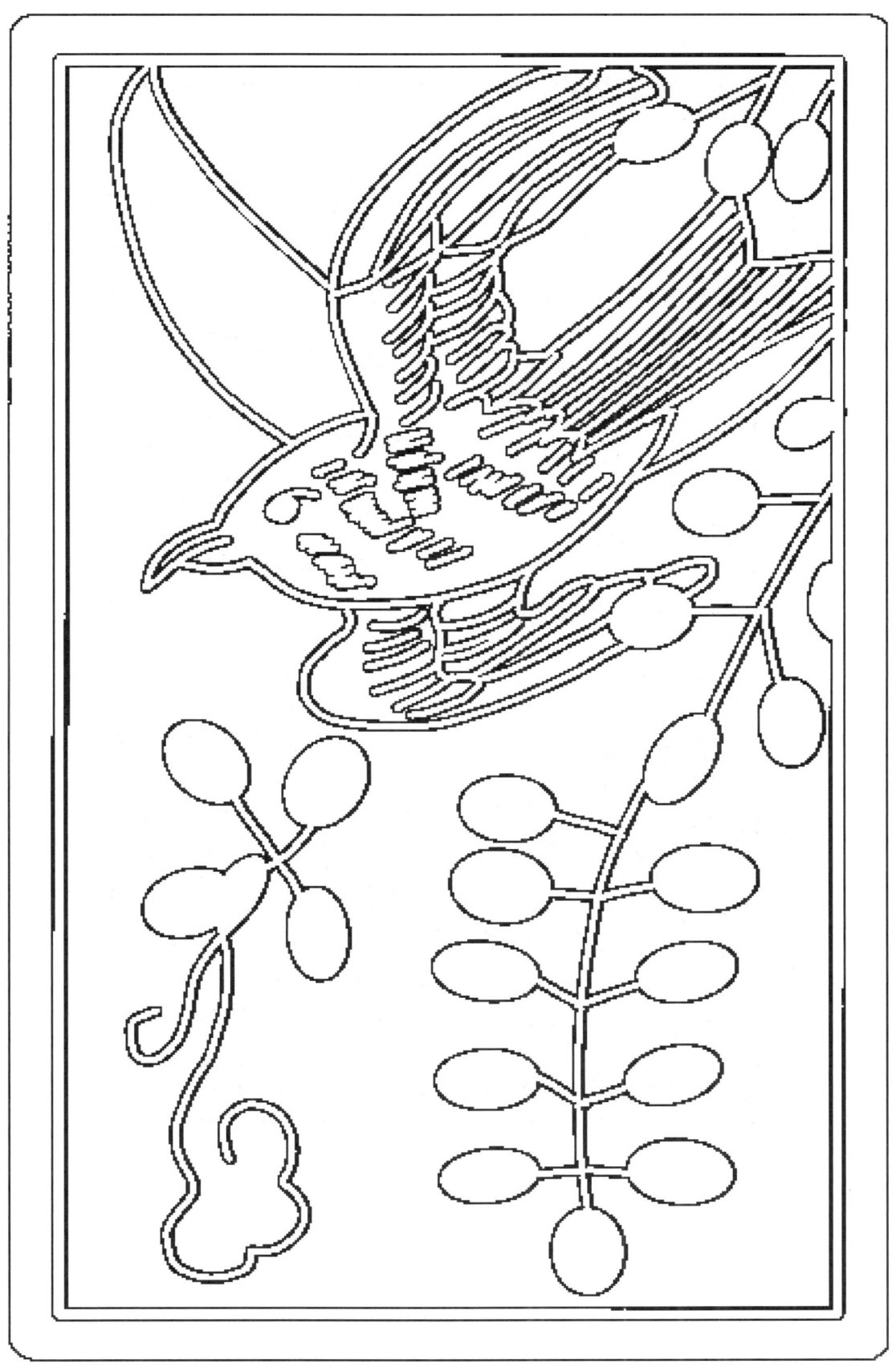

4월 등나무(흑싸리)

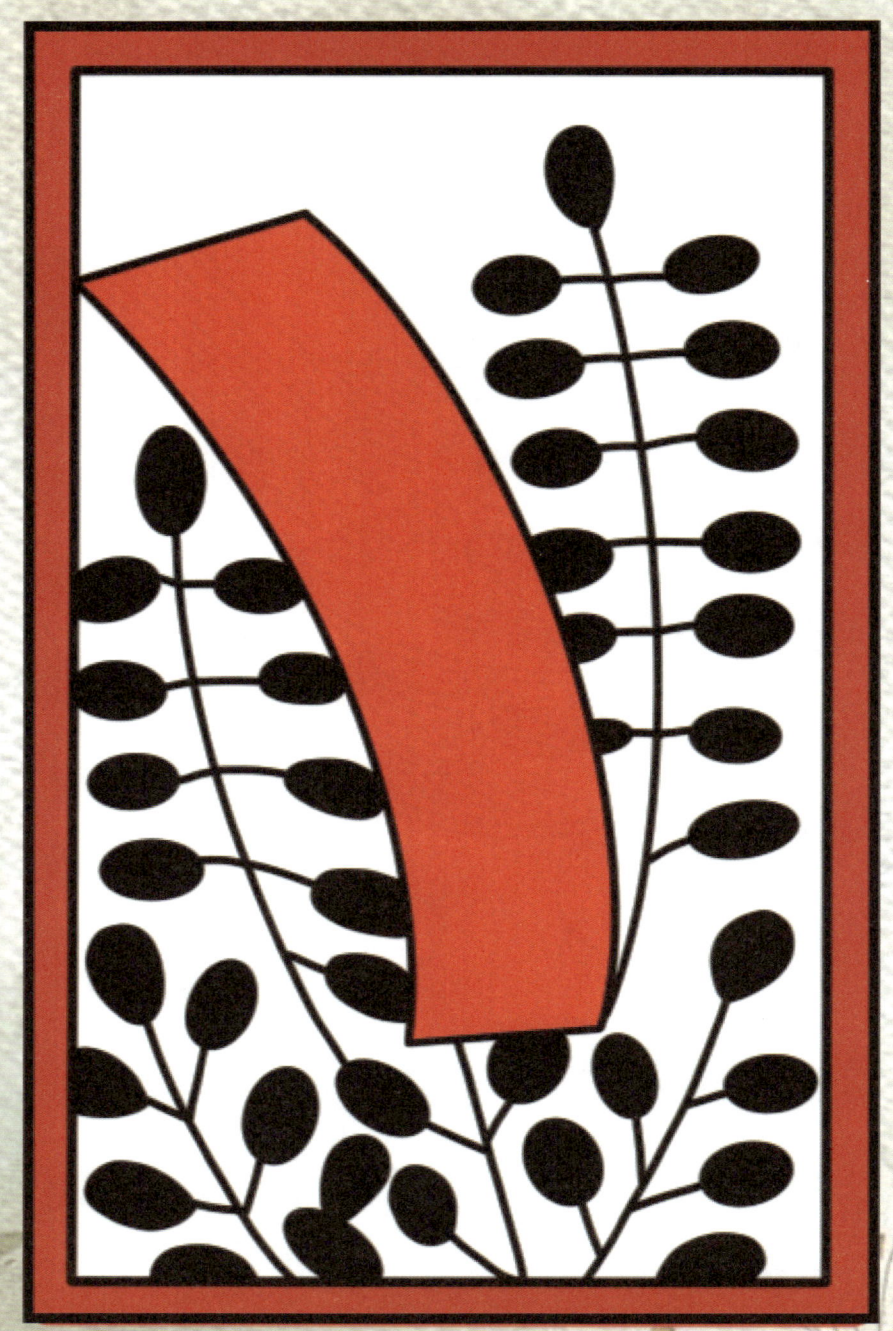

4월 등나무(흑싸리)
4월 화투패에 담긴 뜻은 '이성에게 인기가 생긴다'입니다. 시원한 그늘을 만들어주는 등나무 아래에서 이야기꽃을 피워 보세요.

알록달록 예쁘고 아름답게 색칠해 보세요.

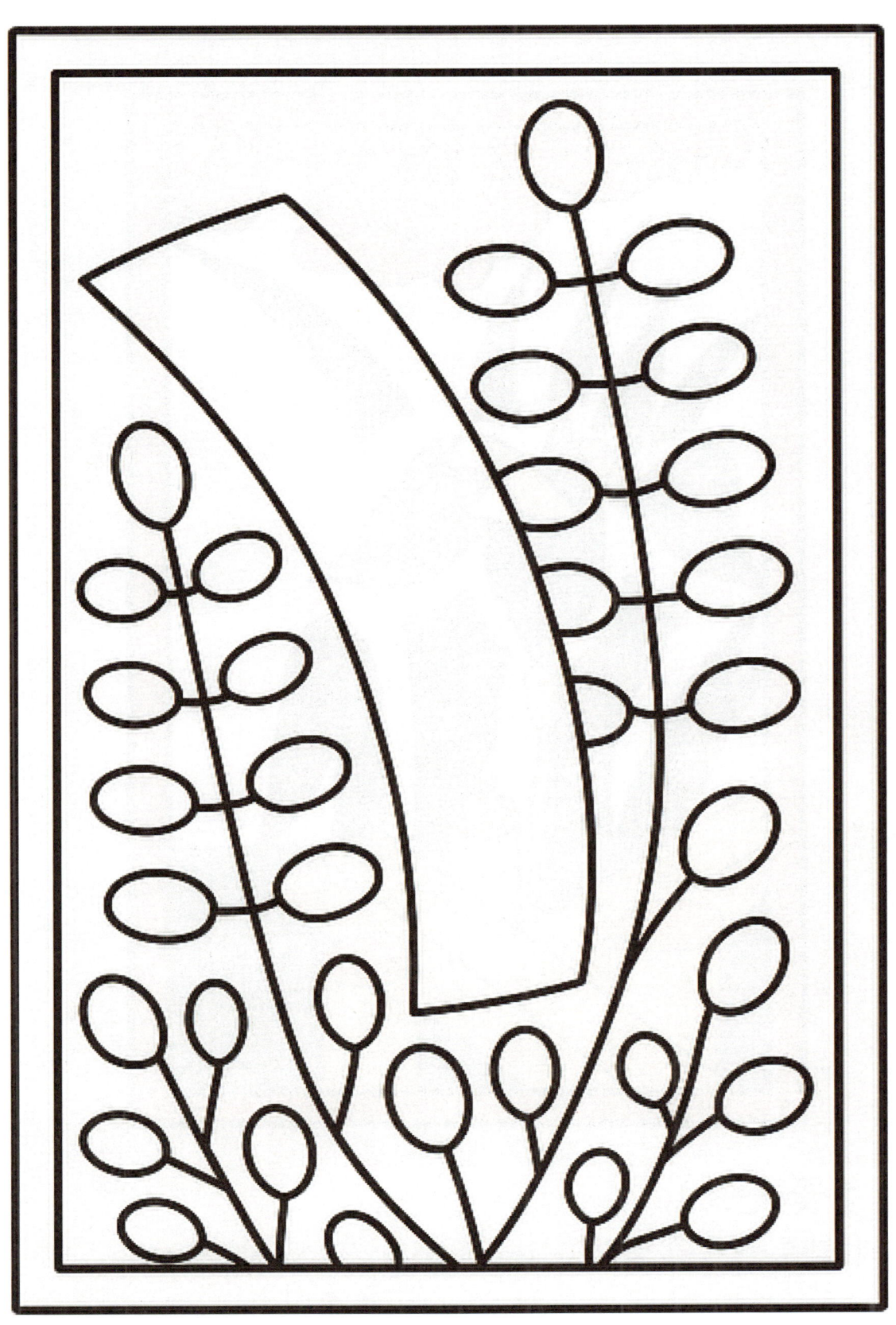

5월 붓꽃(난초)

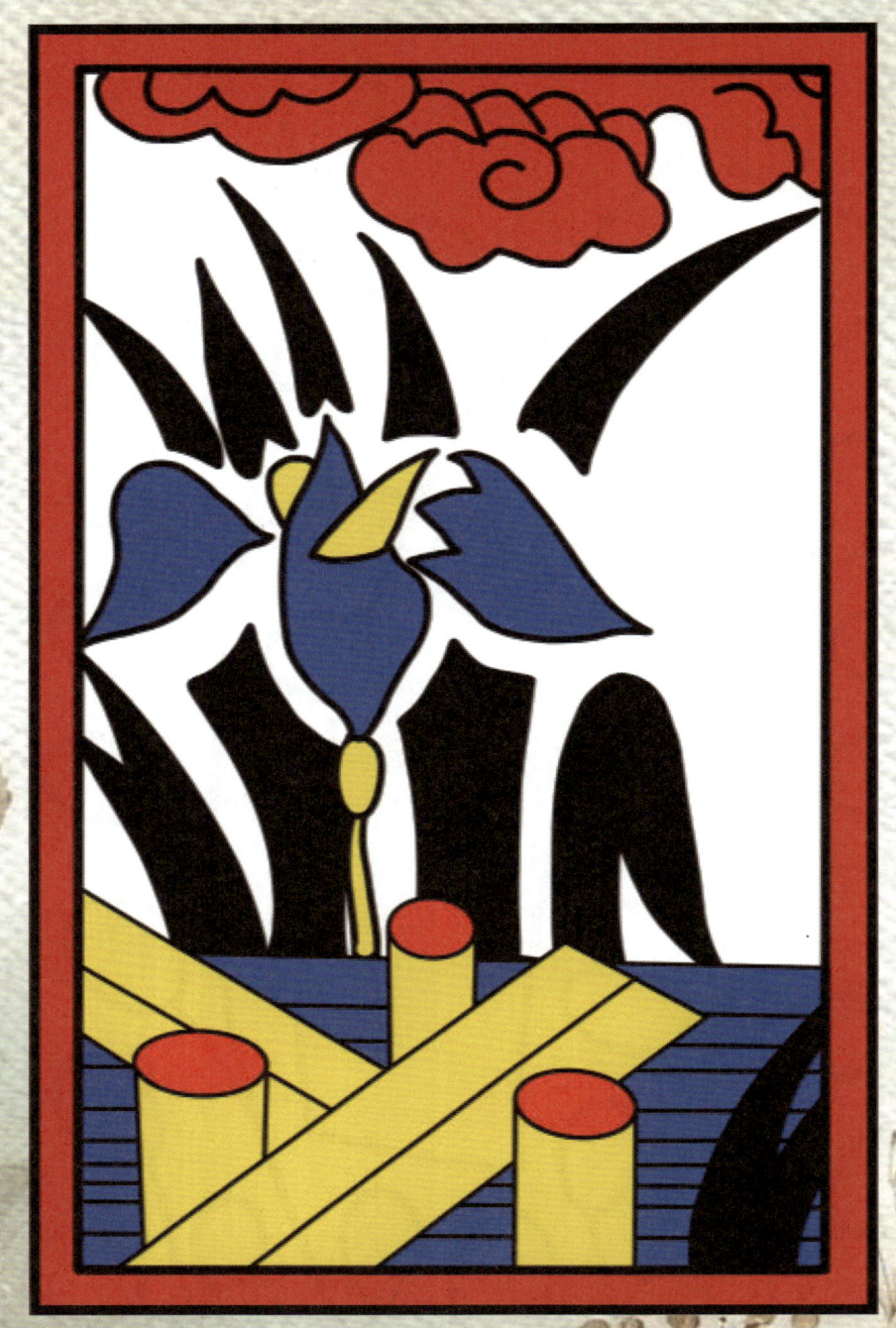

5월 붓꽃(난초)
5월의 화투는 붓꽃입니다.
흔히 난초라고 많이 부르지만, 제비붓꽃의 모습을 본떠 만든 패입니다.

알록달록 예쁘고 아름답게 색칠해 보세요.

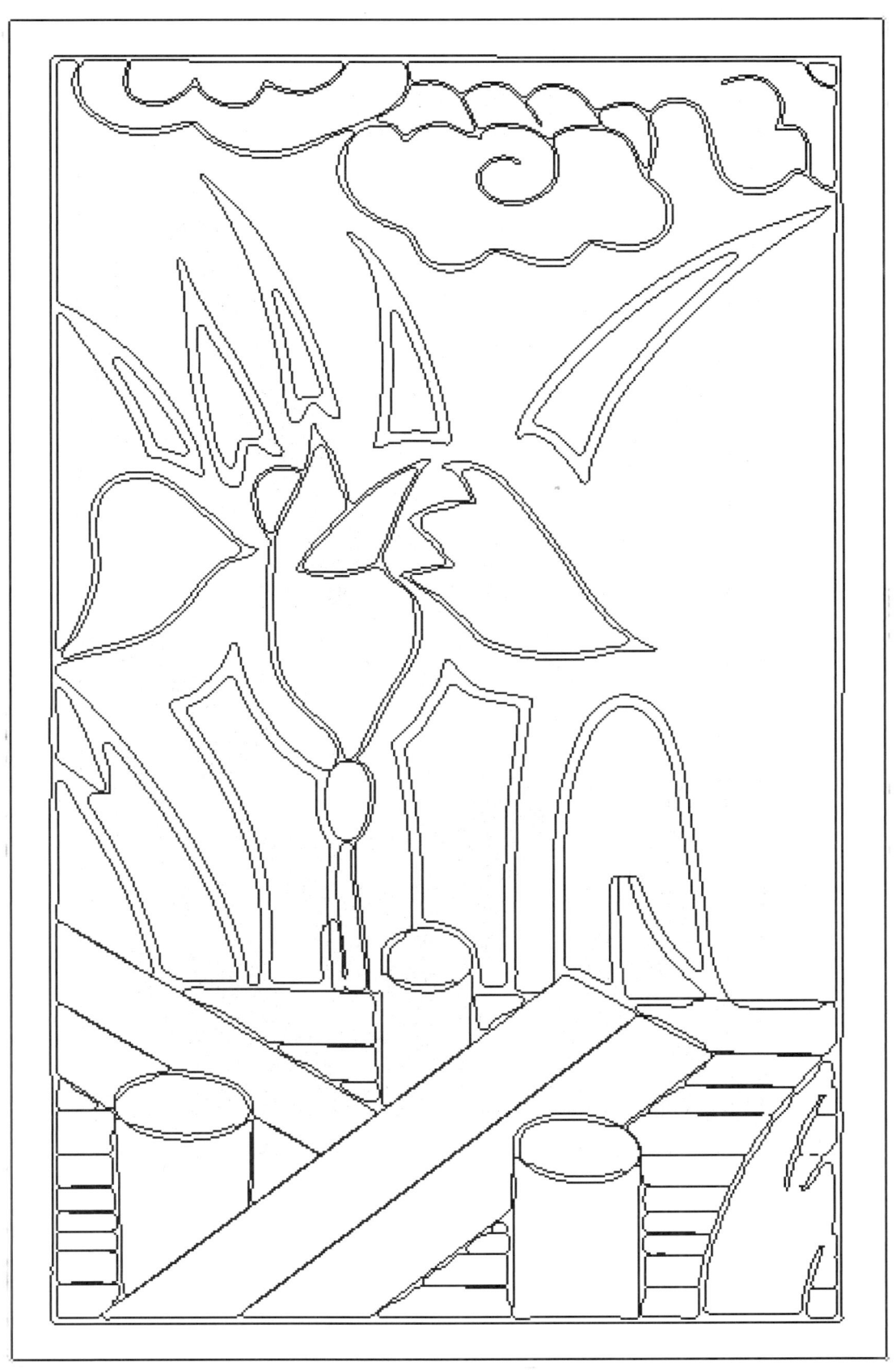

5월 붓꽃(난초)

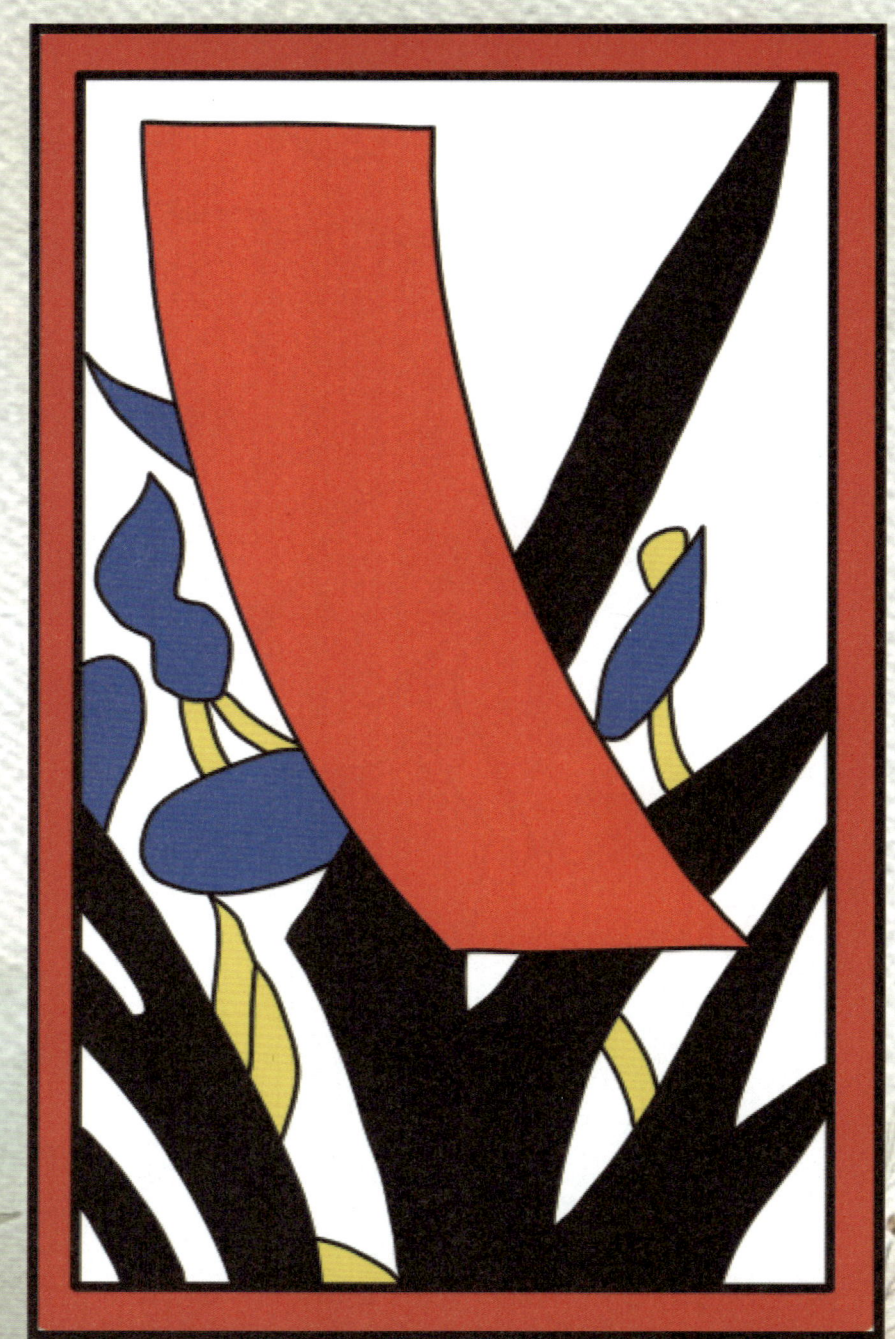

5월 붓꽃(난초)
5월 화투패에 담긴 뜻은 '연애'입니다.
붓꽃은 꽃봉오리가 먹을 묻힌 붓 모양이어서 생긴 이름입니다. 향이 장미처럼 강하지 않고 은은하지요.

알록달록 예쁘고 아름답게 색칠해 보세요.

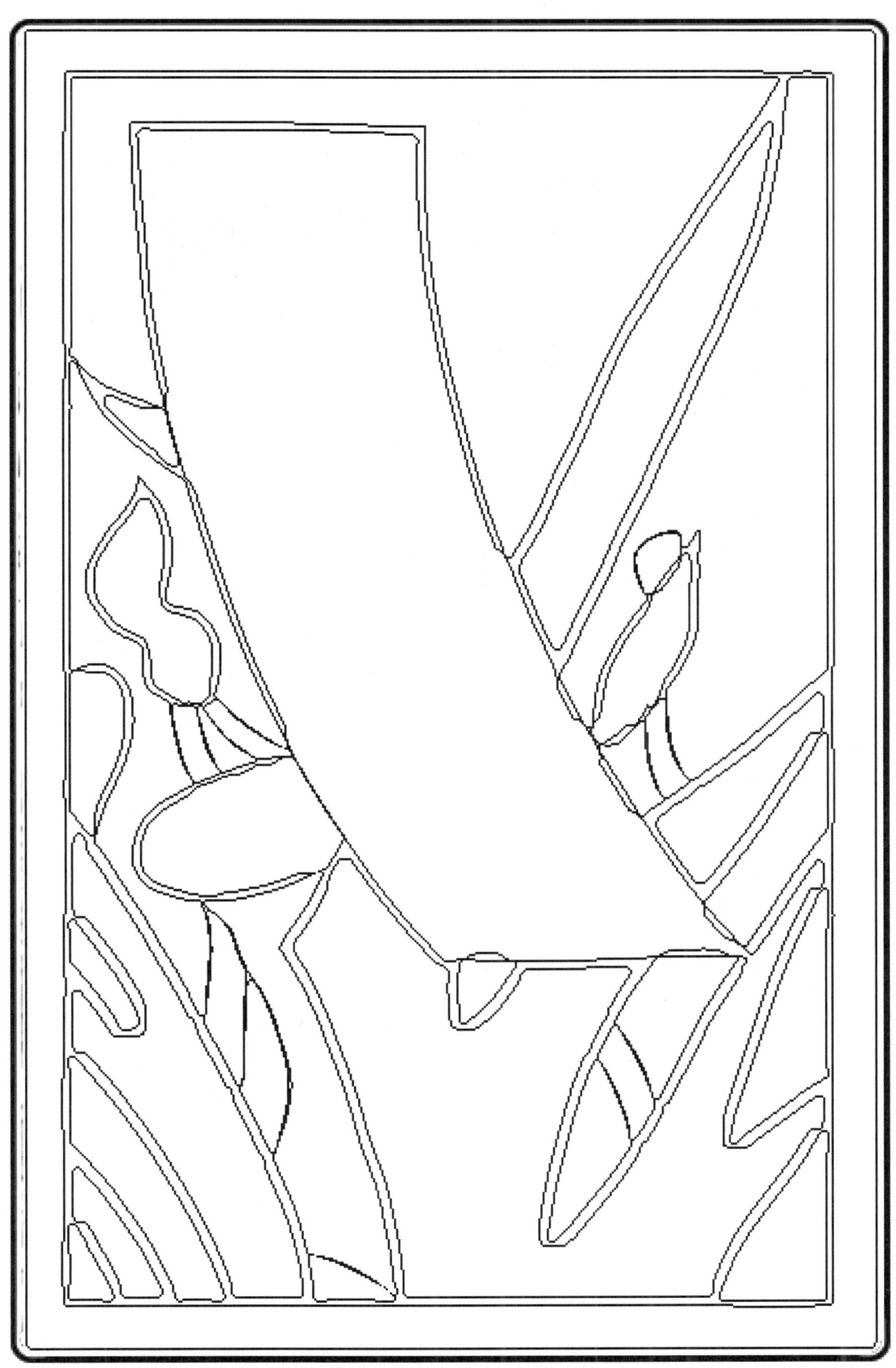

알록달록 예쁘고 아름답게 색칠해 보세요.

6월 모란(목단)

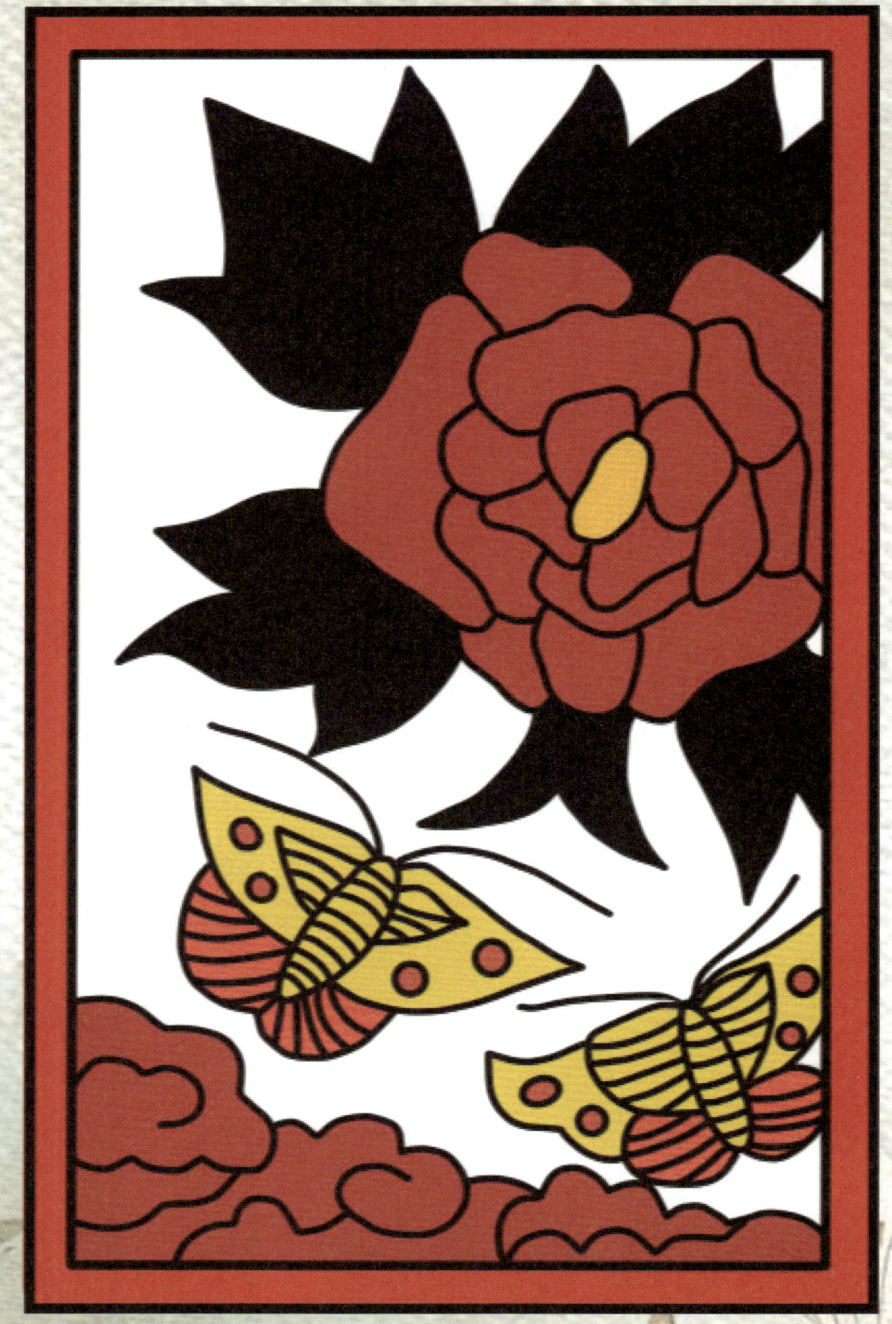

6월 모란(목단)
6월의 화투는 모란입니다.
한자를 그대로 읽어 목단이라고도 합니다

알록달록 예쁘고 아름답게 색칠해 보세요.

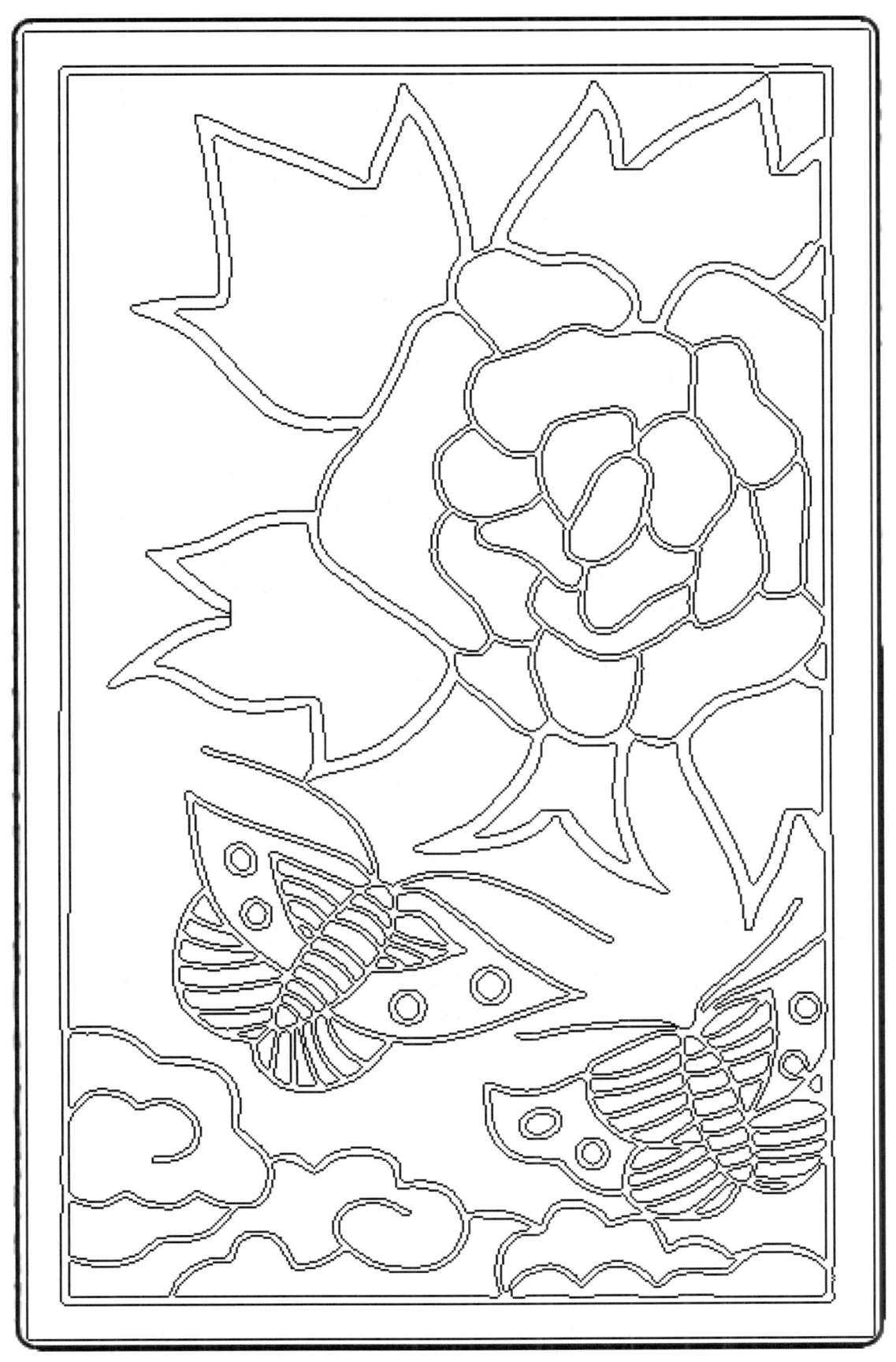

6월 모란(목단)

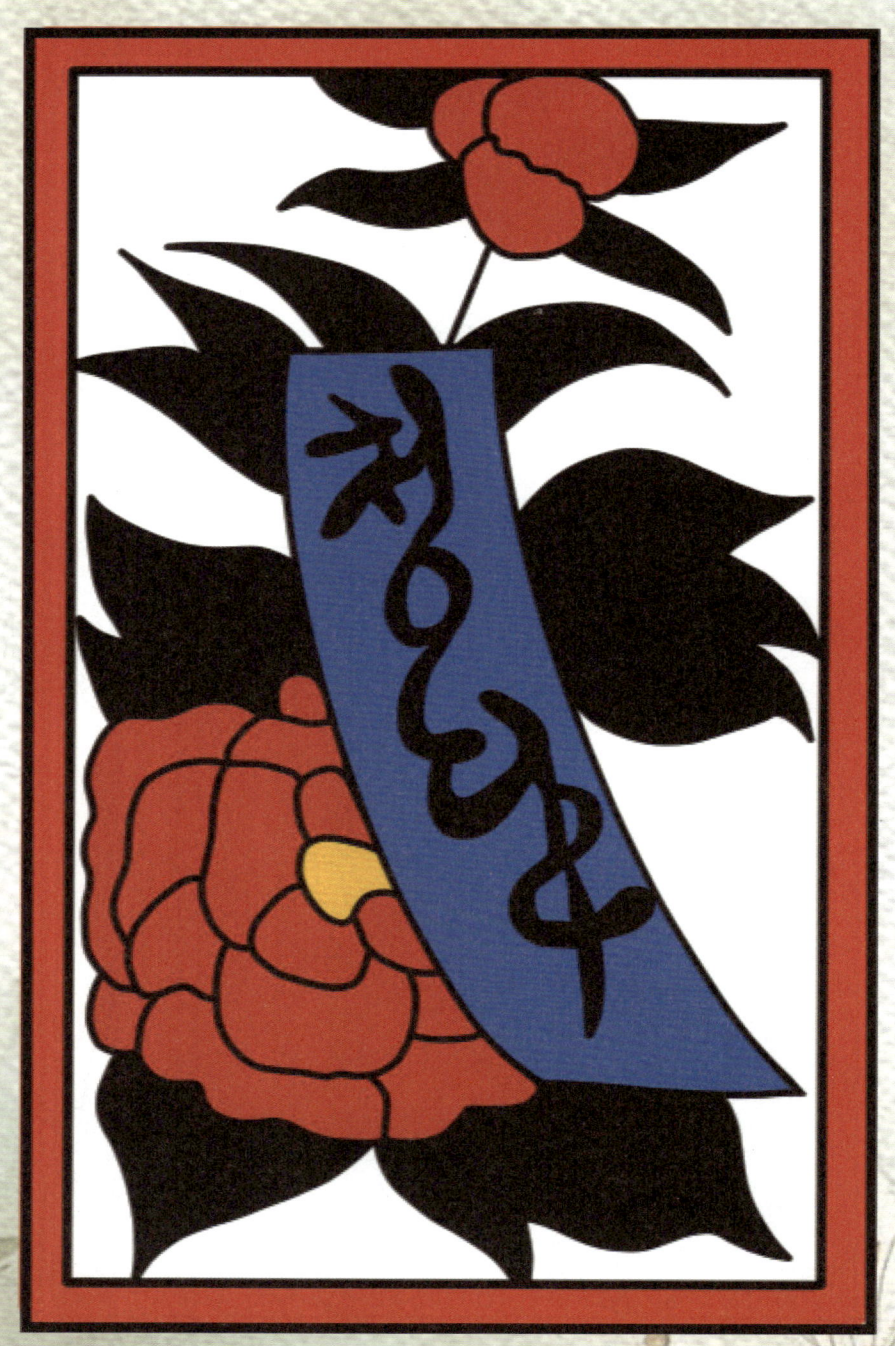

6월 모란(목단)
6월 화투패에 담긴 뜻은 '기쁨'입니다.
꽃이 크고 붉은 모란은 위엄과 품위를 갖춘 꽃이라 '부귀화'라고도 하지요.

알록달록 예쁘고 아름답게 색칠해 보세요.

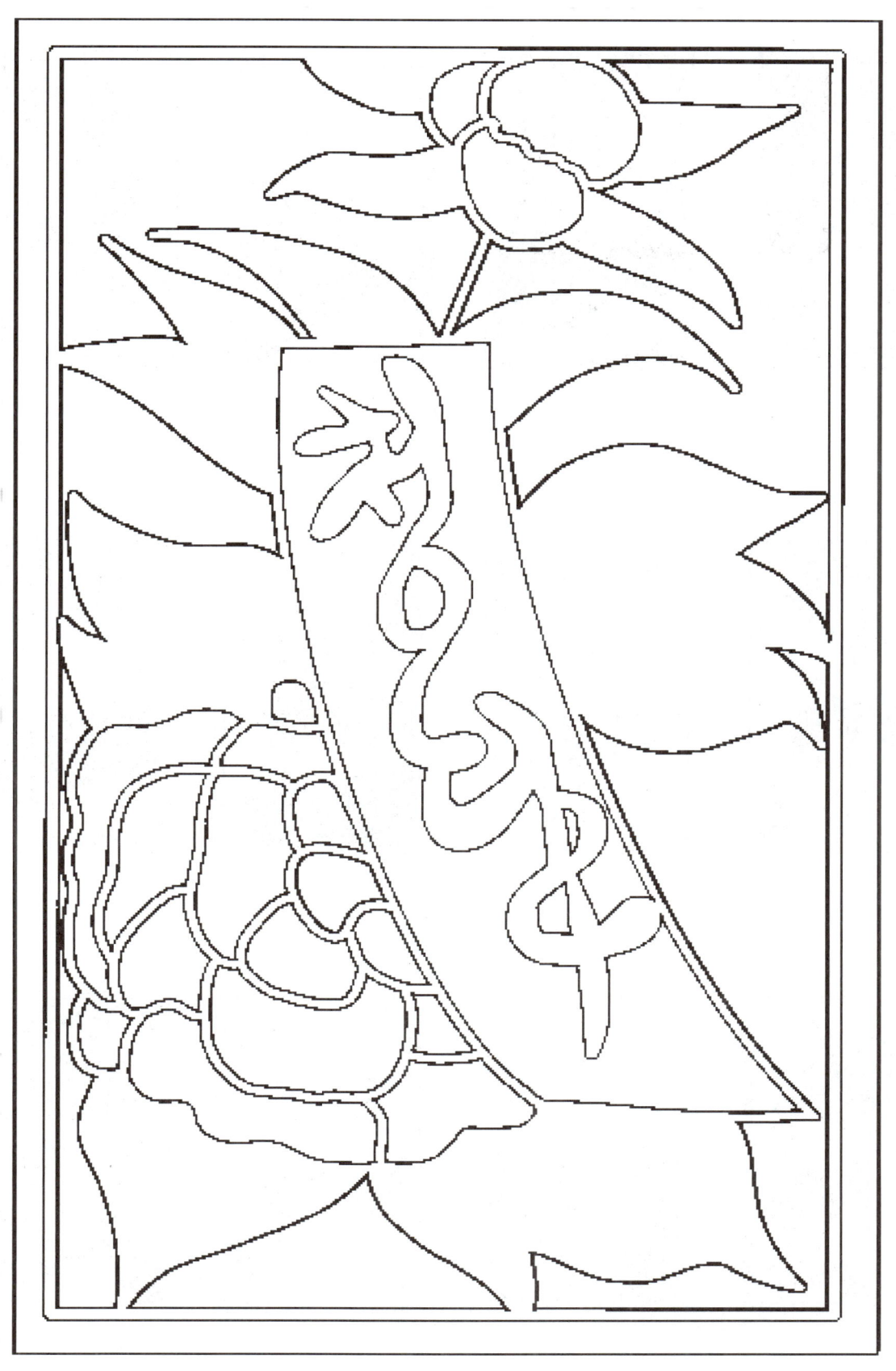

화투 개수 새기

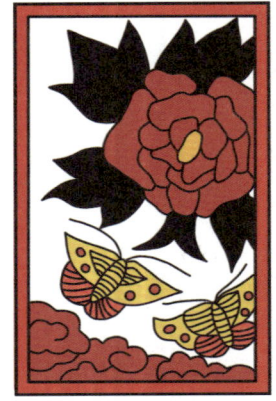 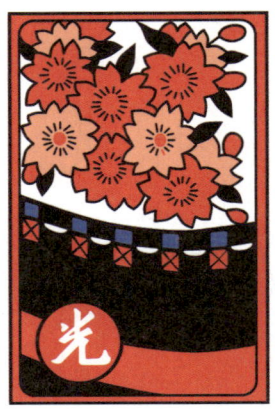 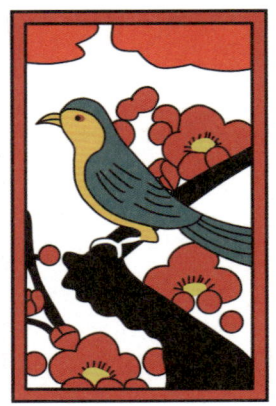 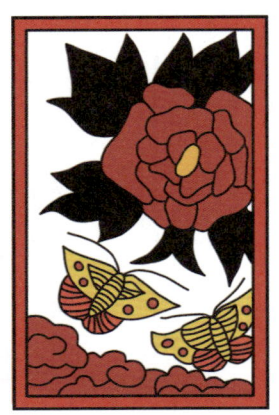

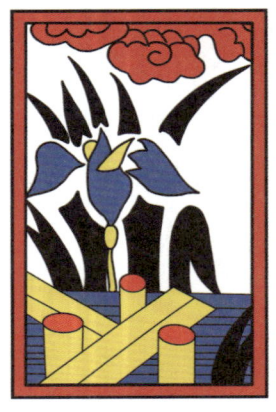 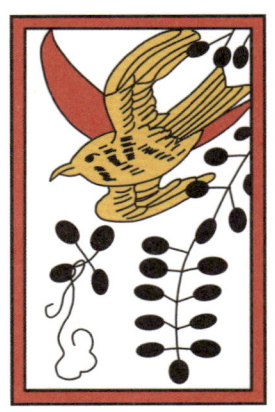 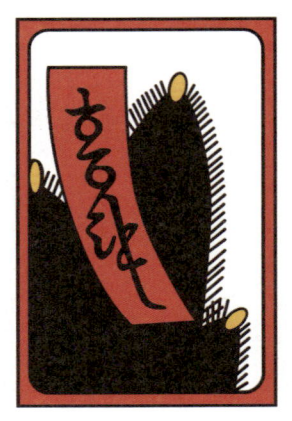 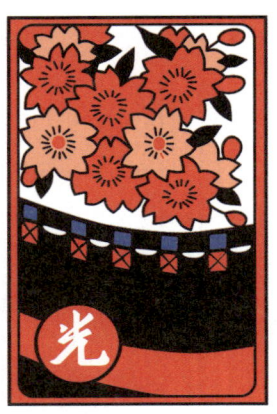

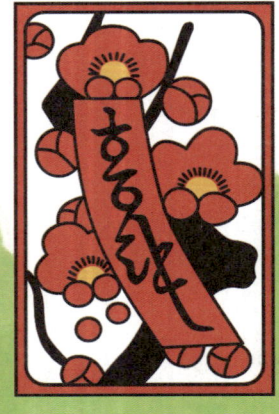 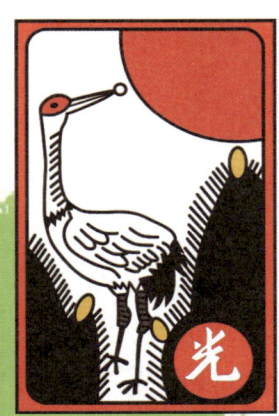 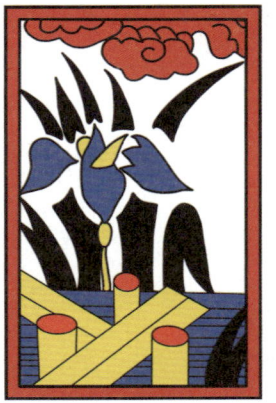 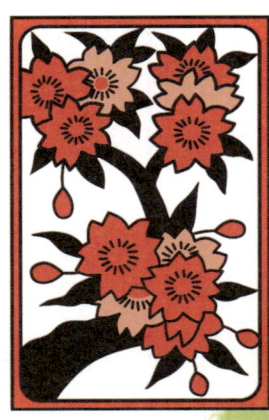

'정답은 76 쪽에'

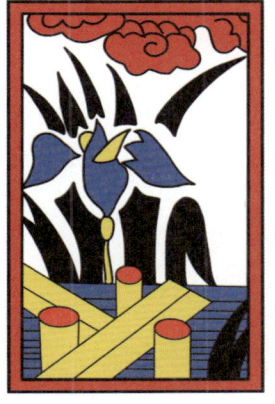 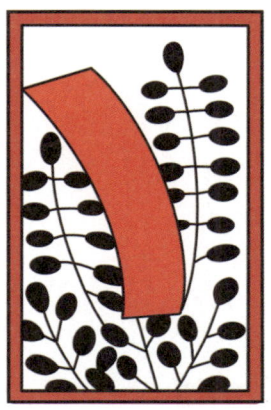 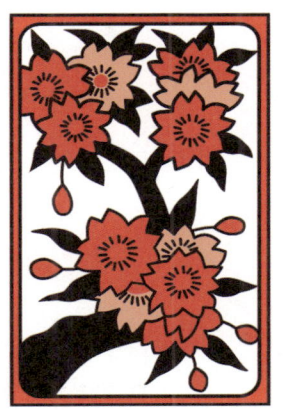 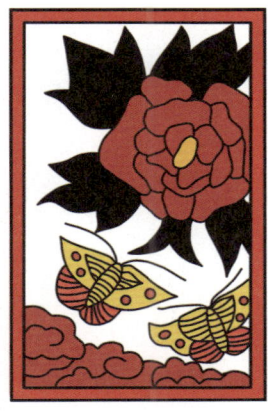

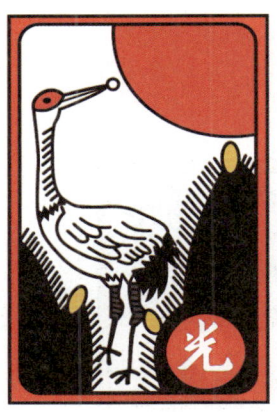 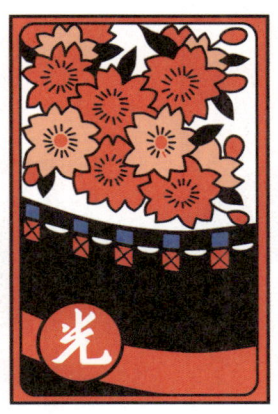 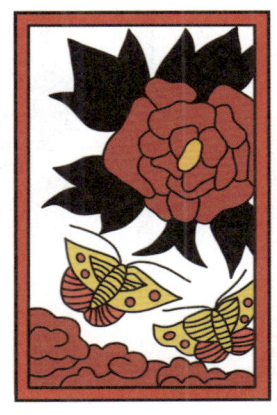 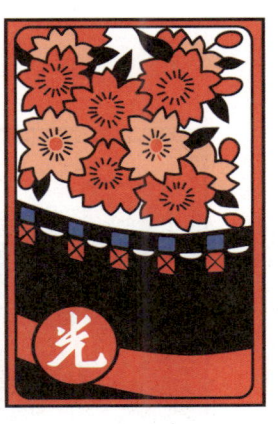

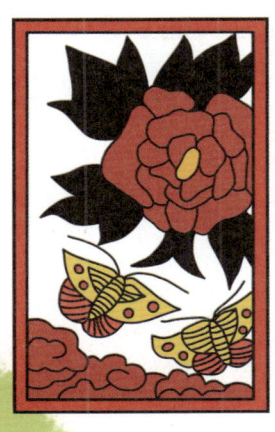 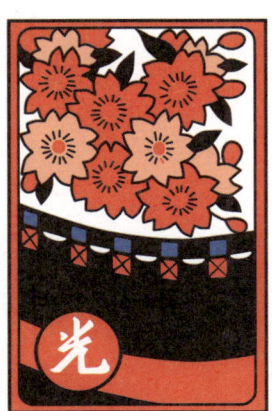 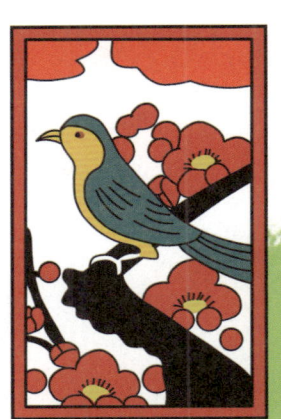 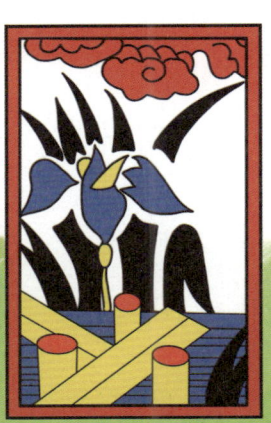

화투 중 연인을 의미하는 화투는 무엇일까요?

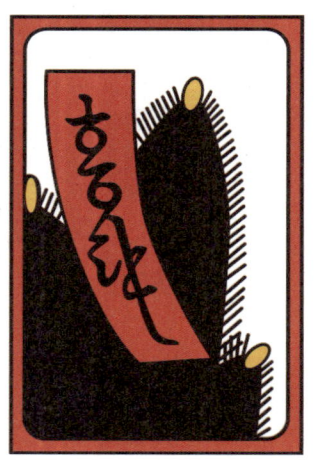

1월 송학

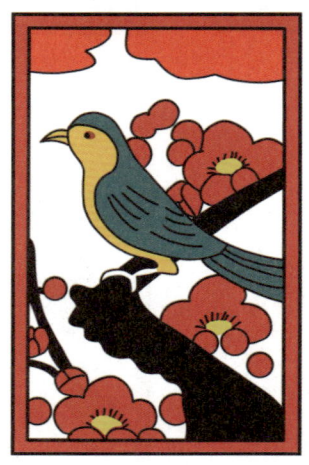

2월 매조

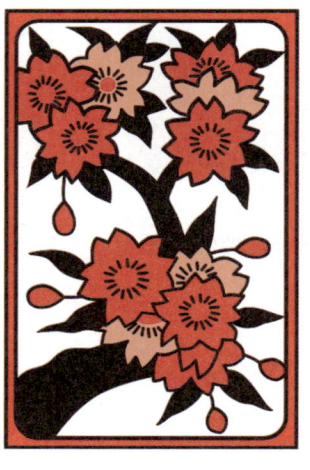

3월 벚꽃

'정답은 76 쪽에'

3. 7월, 8월, 9월을 상징하는 화투

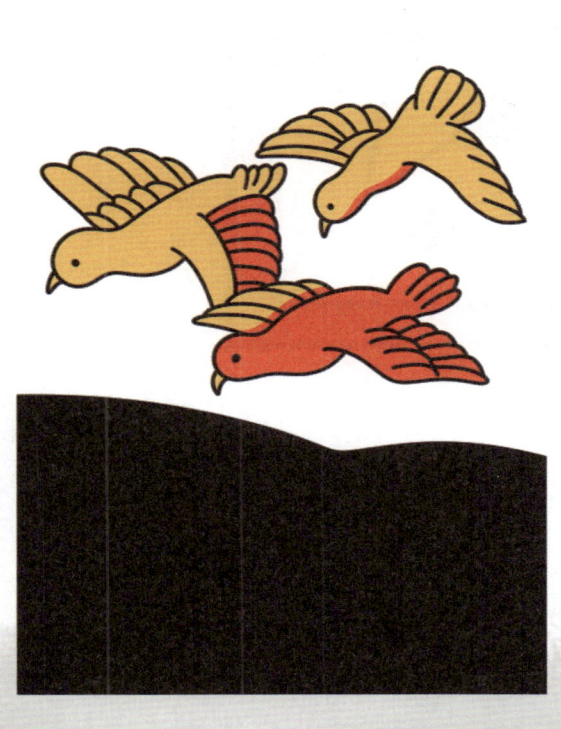

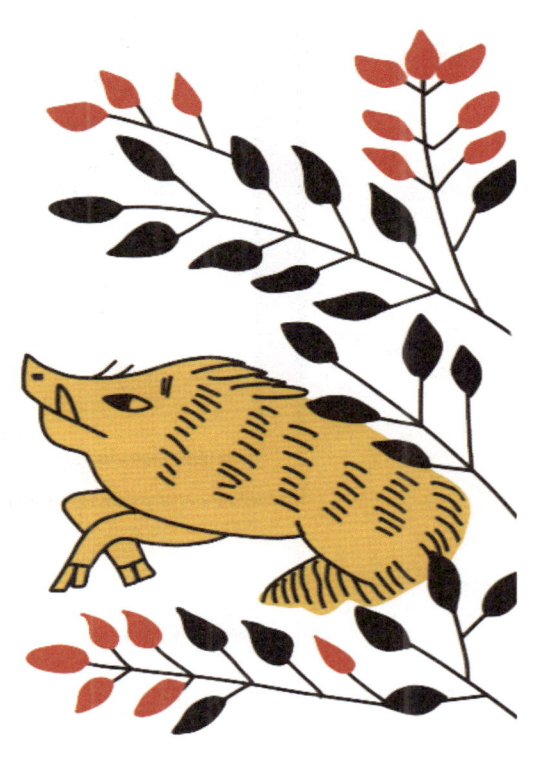

7월 싸리(홍싸리)

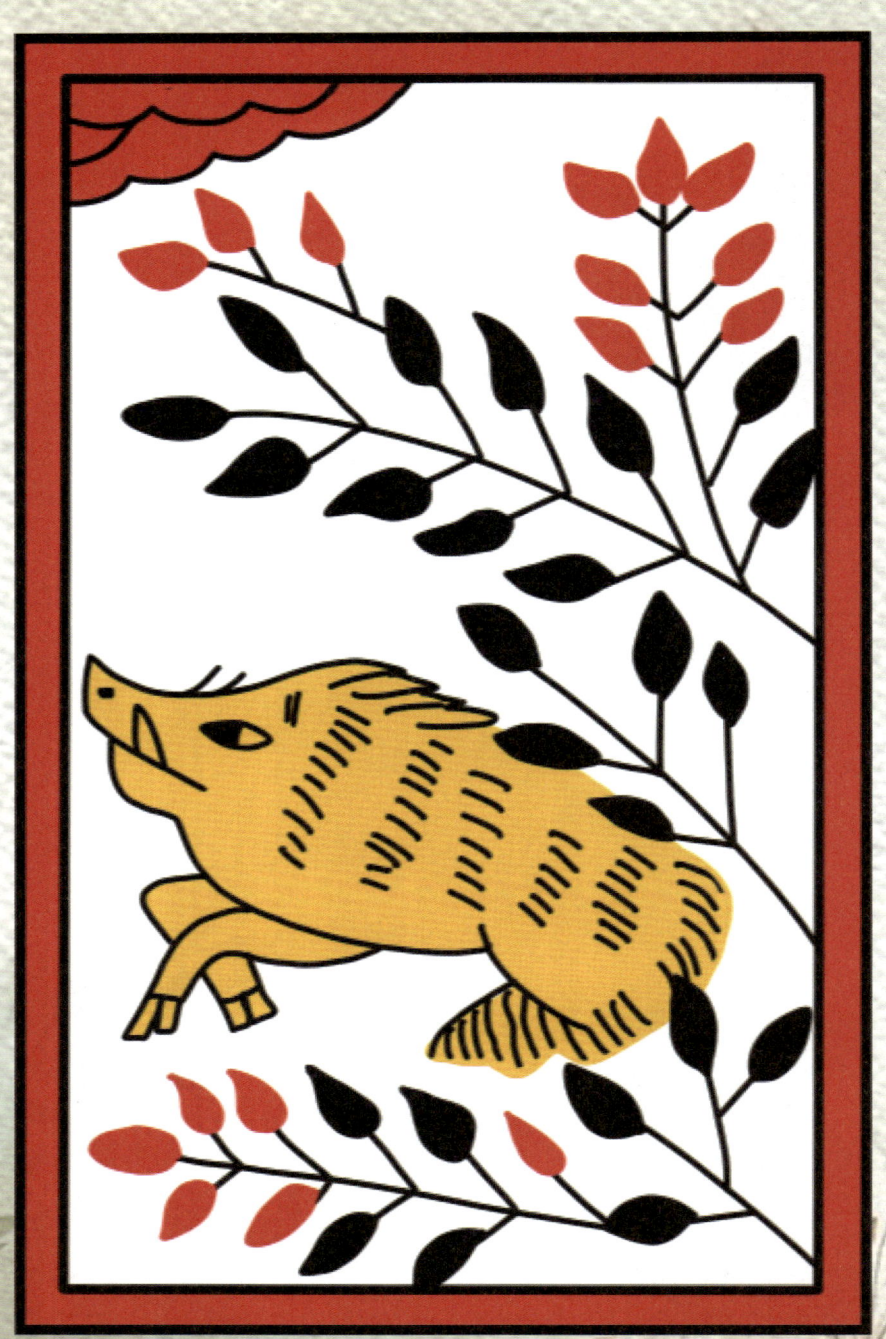

7월 싸리(홍싸리)
7월의 화투는 붉은 꽃이 피는 싸리입니다.
4월이 등나무가 아닌 흑싸리로 불리기 때문에
구분하기 위해 홍싸리라고 부르기도 합니다.

알록달록 예쁘고 아름답게 색칠해 보세요.

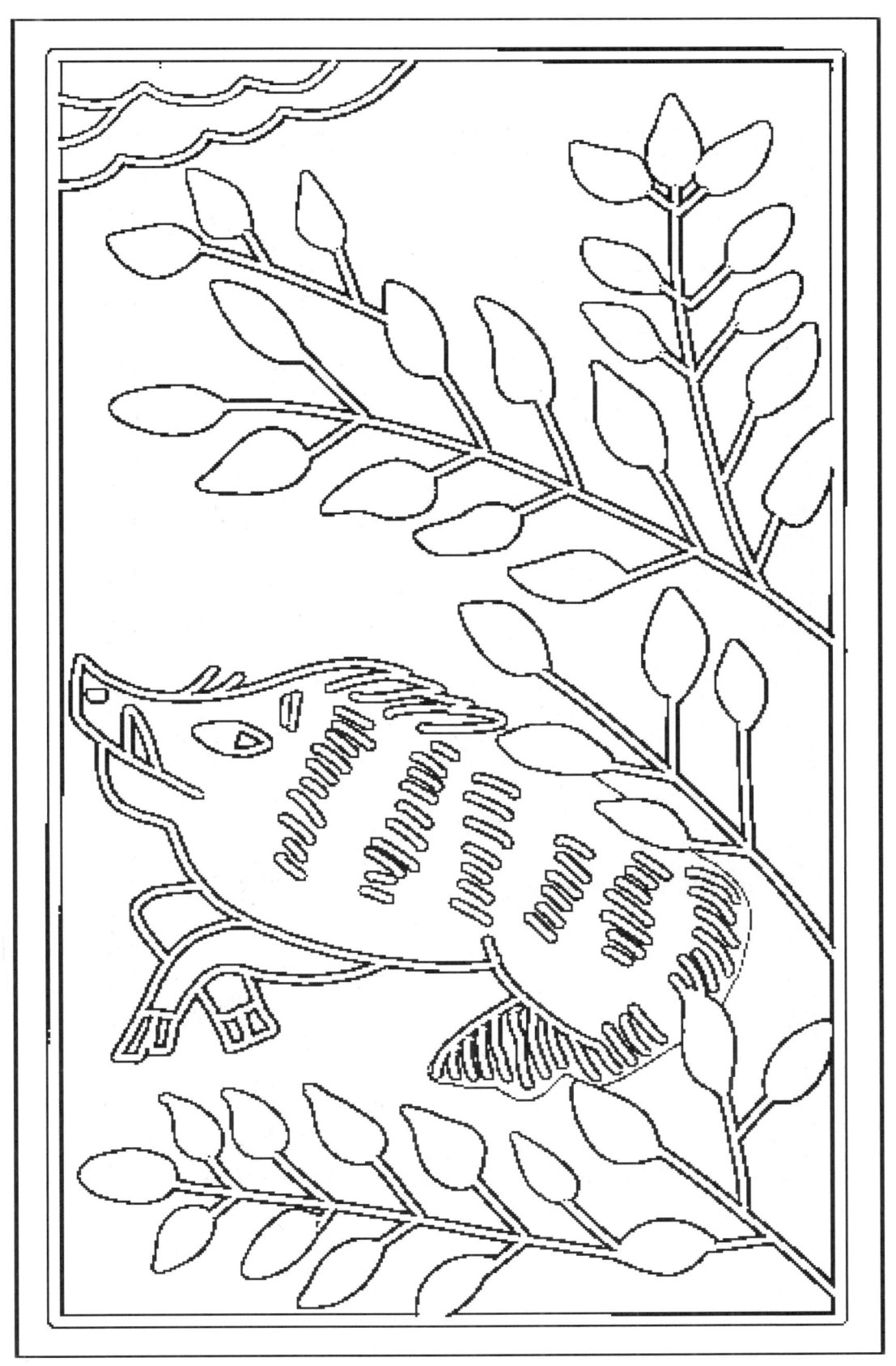

7월 싸리(홍싸리)

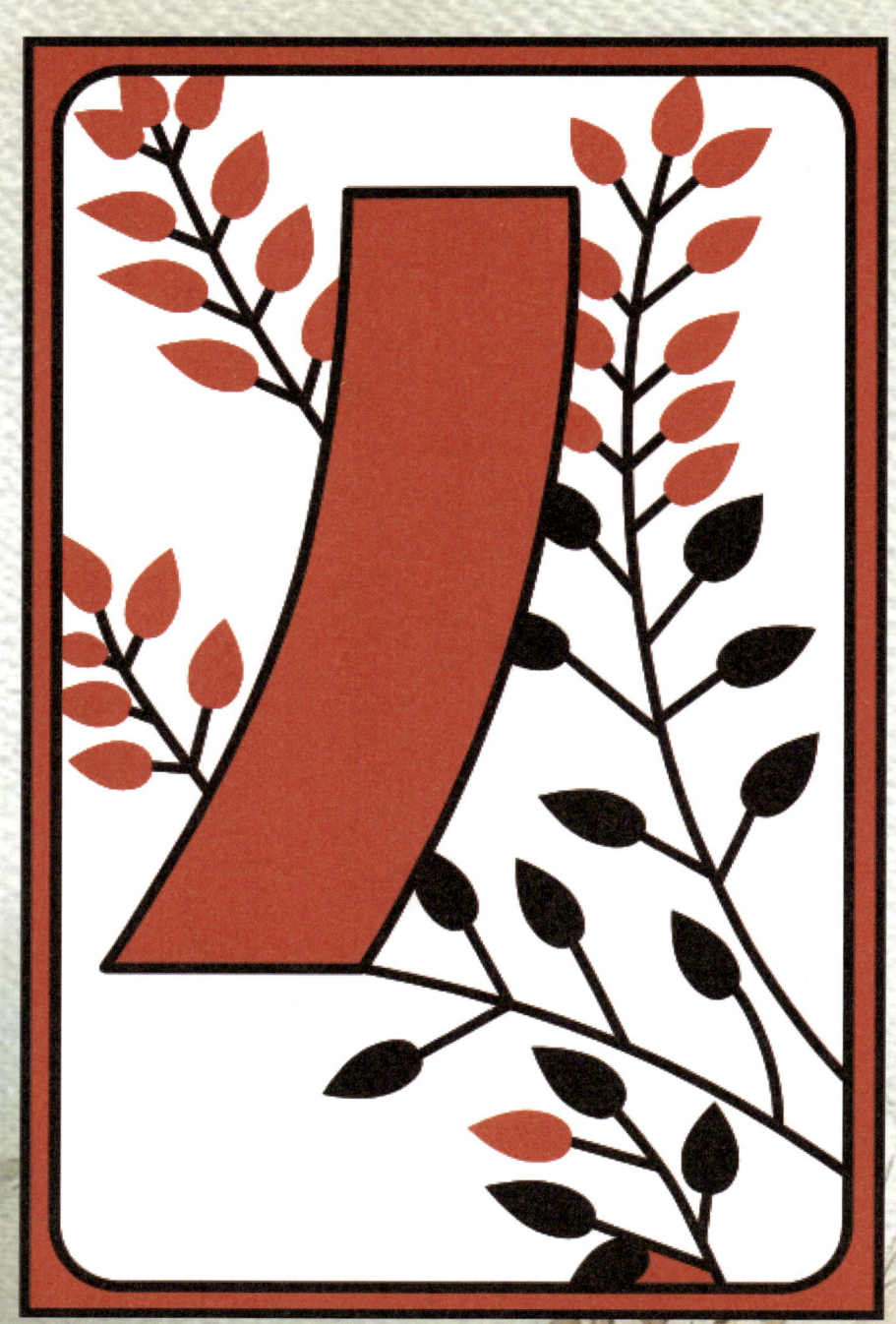

7월 싸리(홍싸리)
7월 화투패에 담긴 뜻은 '행운, 횡재'입니다.
한여름 온 산에 흐드러지게 핀 싸리꽃처럼
행운이 넘쳐났으면 좋겠네요.

알록달록 예쁘고 아름답게 색칠해 보세요.

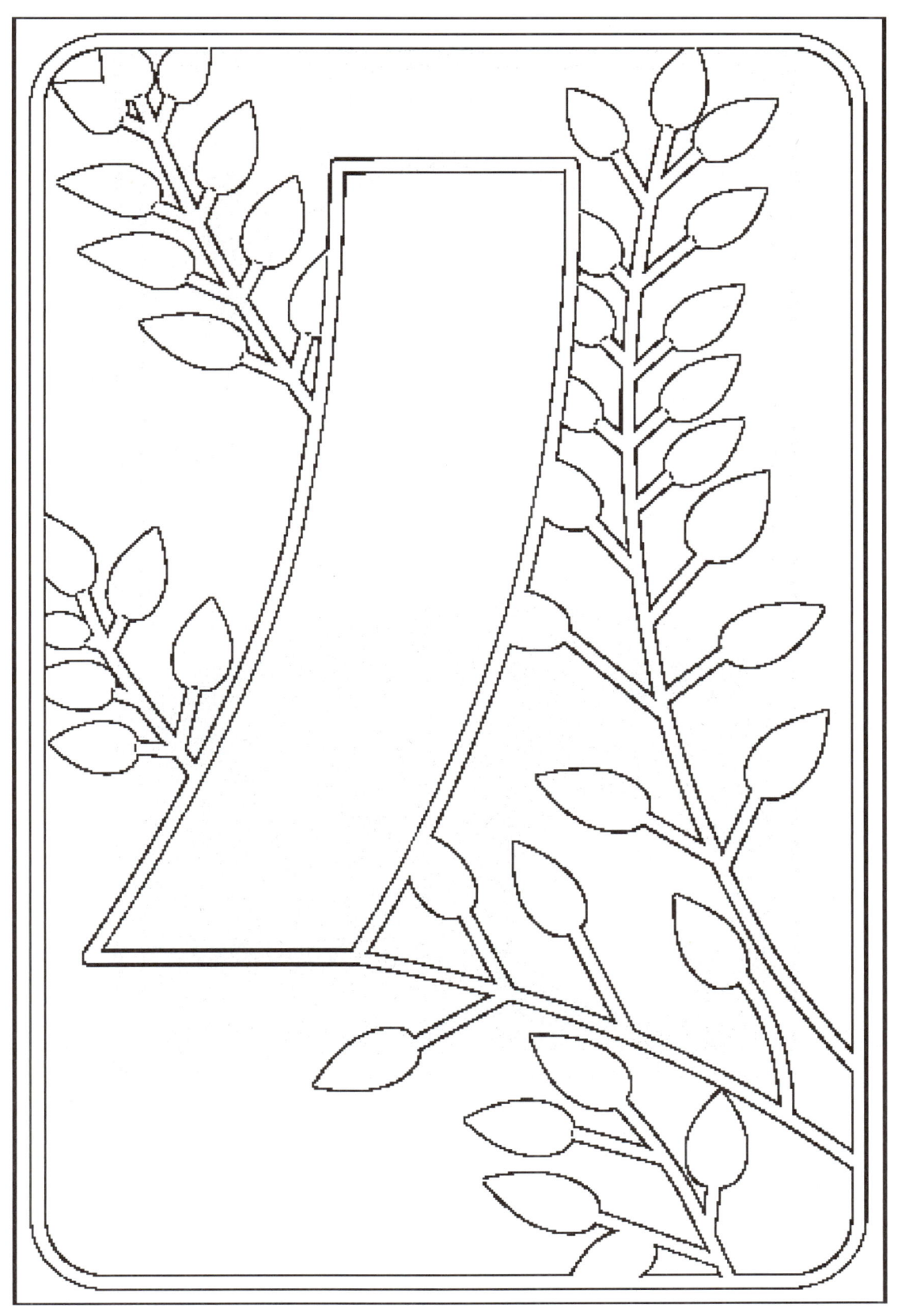

8월 억새(공산)

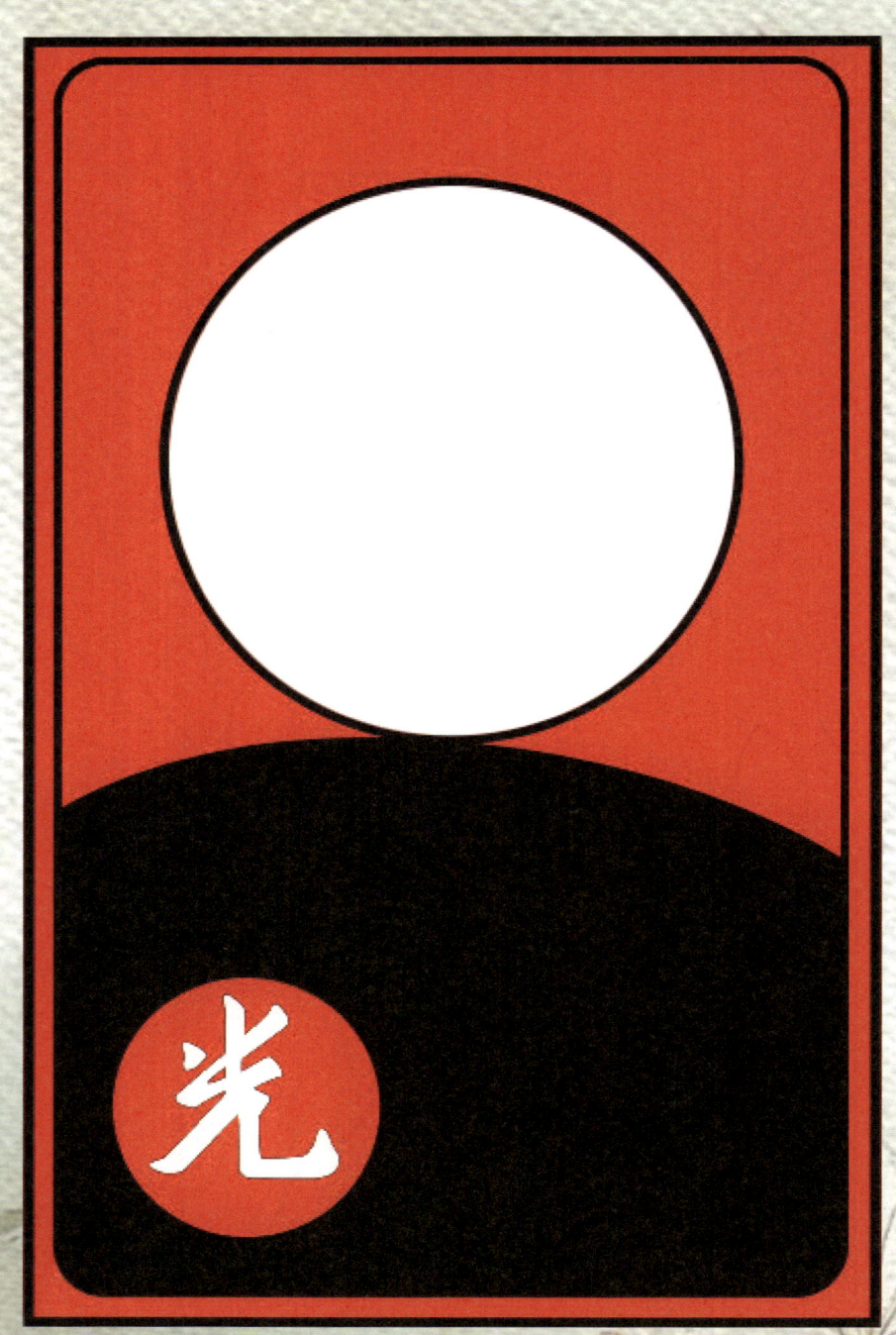

8월 억새(공산)

8월의 화투는 억새가 뒤덮인 들판입니다.

억새무늬가 없이 모두 흑색으로 칠한 화투가 등장하여

검정 덩어리가 되면서 비어 있는 산이라는 뜻으로 '공산'이라고도 부릅니다.

알록달록 예쁘고 아름답게 색칠해 보세요.

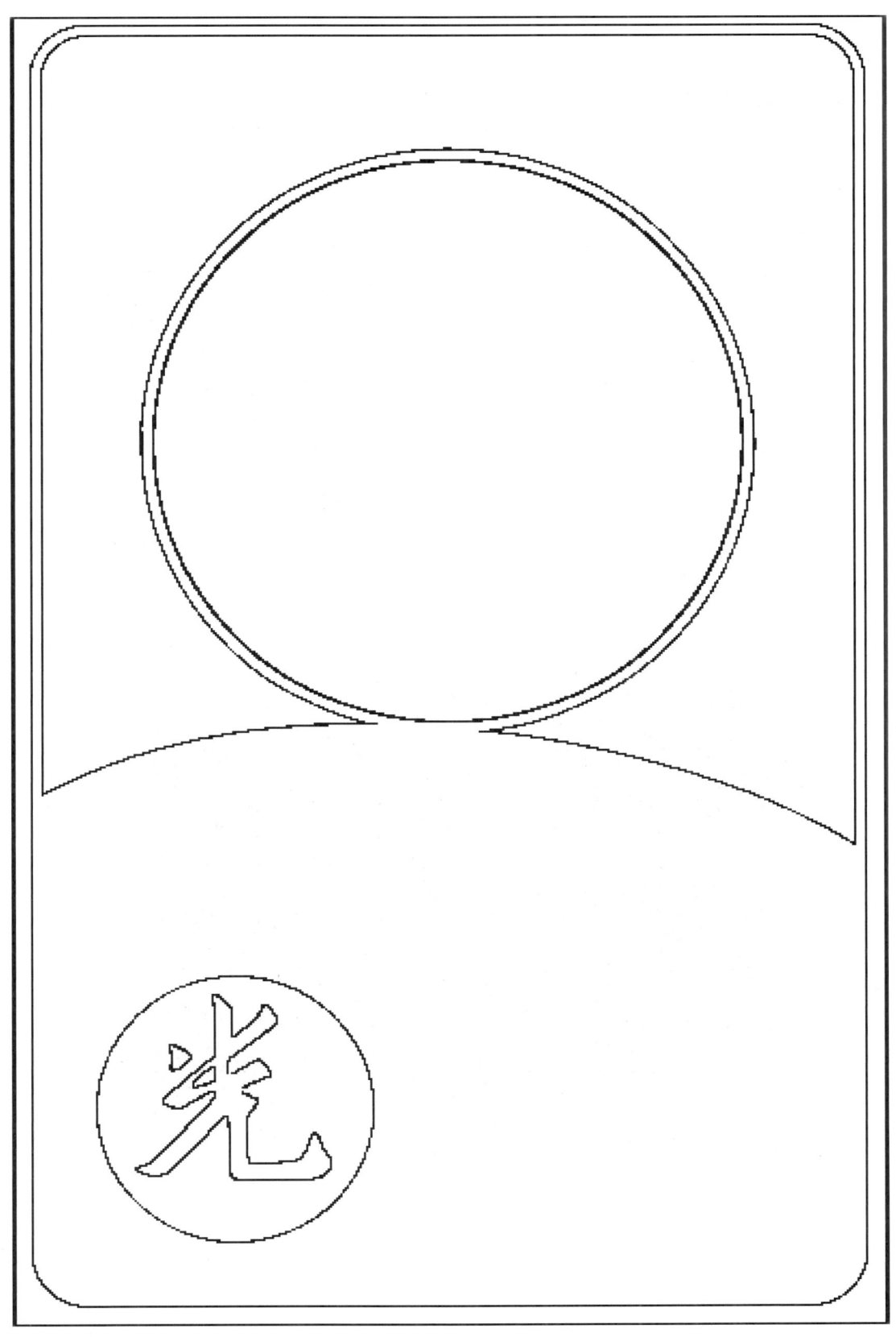

8월 억새(공산)

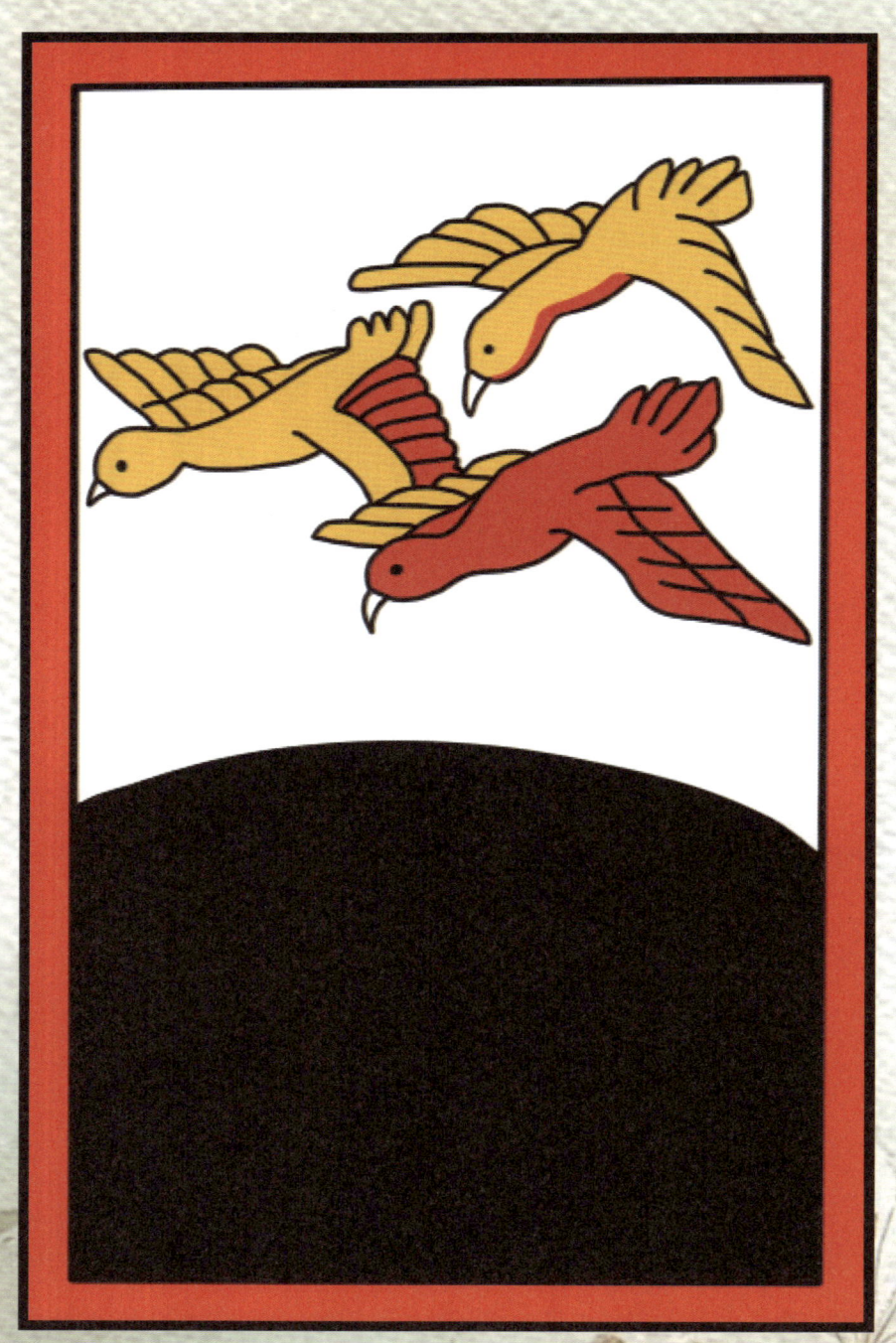

8월 억새(공산)
8월 화투패에 담긴 뜻은 '달밤'입니다.
밝은 달이 뜬 밤에 기러기가 억새가 뒤덮인 들판을
날아가는 모습은 왠지 모를 쓸쓸함이 느껴지기도 하지요.

알록달록 예쁘고 아름답게 색칠해 보세요.

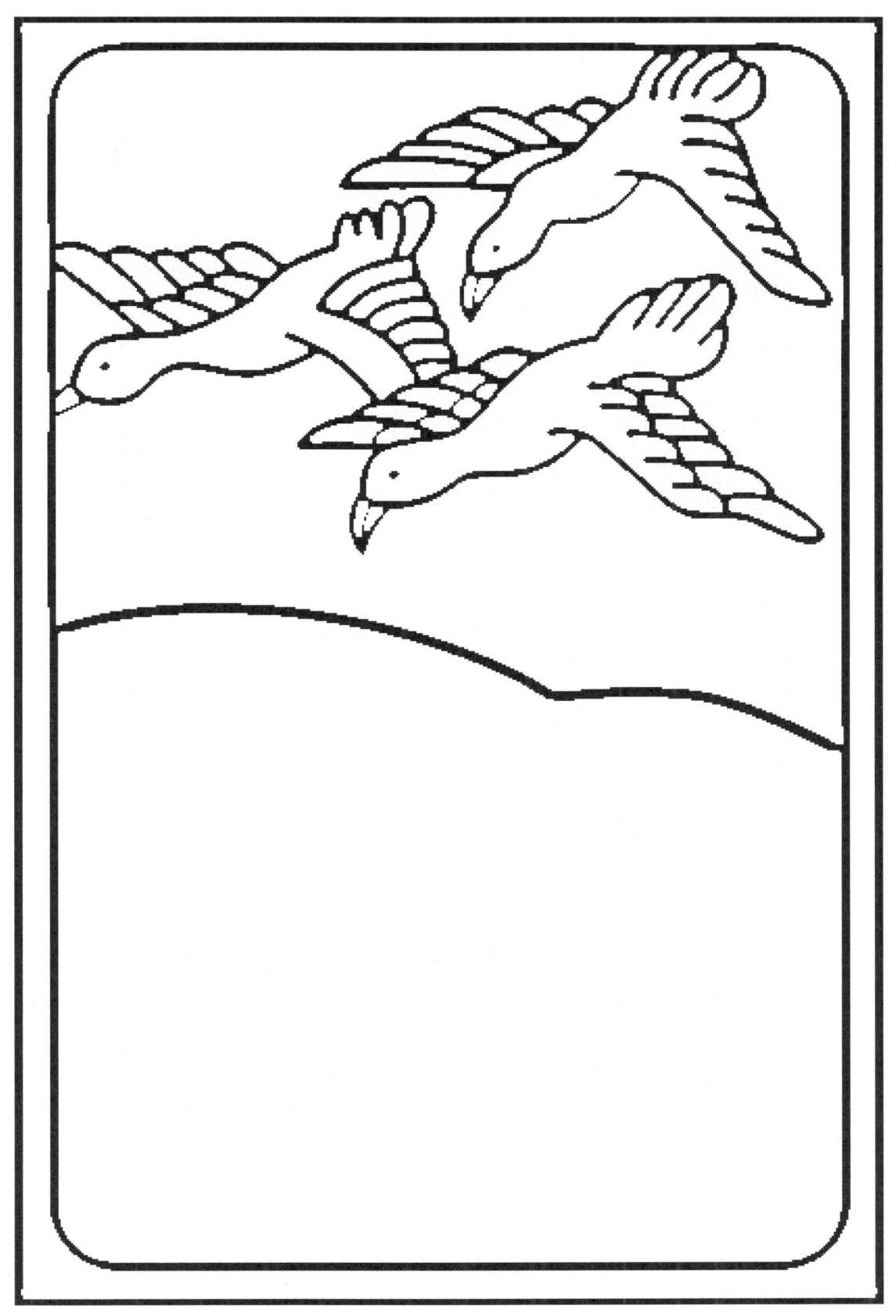

알록달록 예쁘고 아름답게 색칠해 보세요.

9월 국화

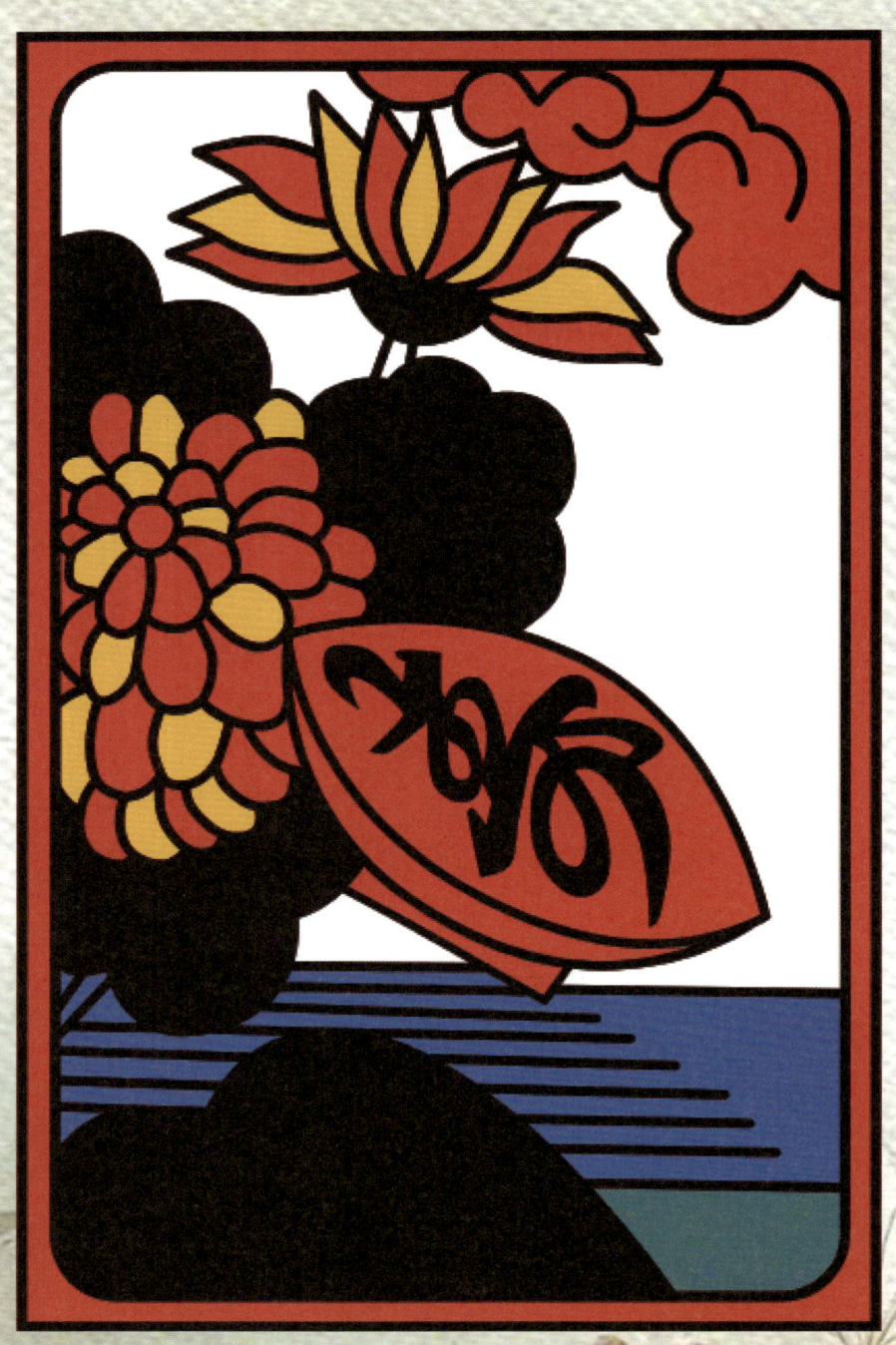

9월 국화

9월의 화투는 국화입니다.
높은 곳에 올라 국화주를 마시며 무병장수를 기원했던
음력 9월 9일 중양절에서 유래되어 만들어졌습니다.

알록달록 예쁘고 아름답게 색칠해 보세요.

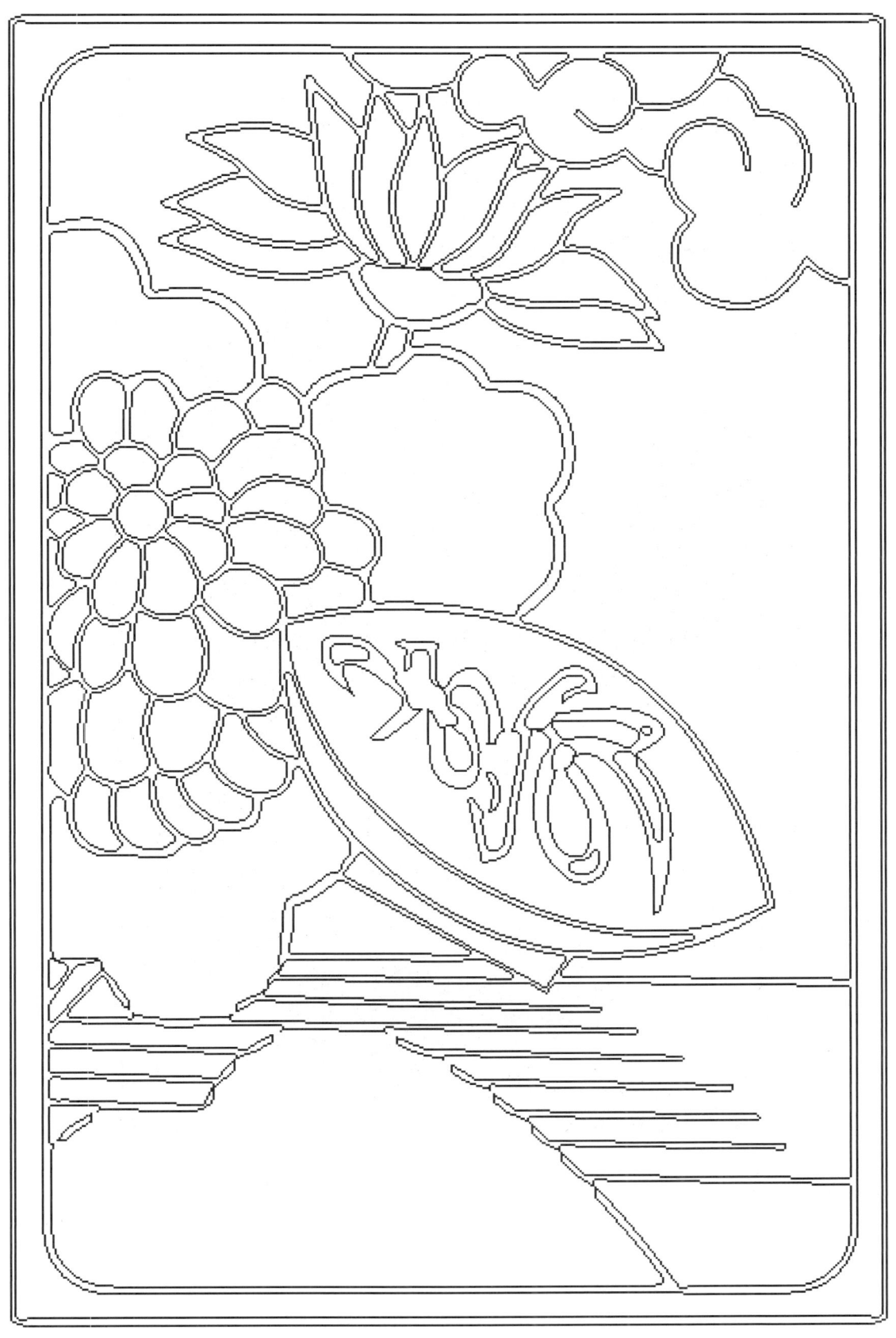

9월 국화

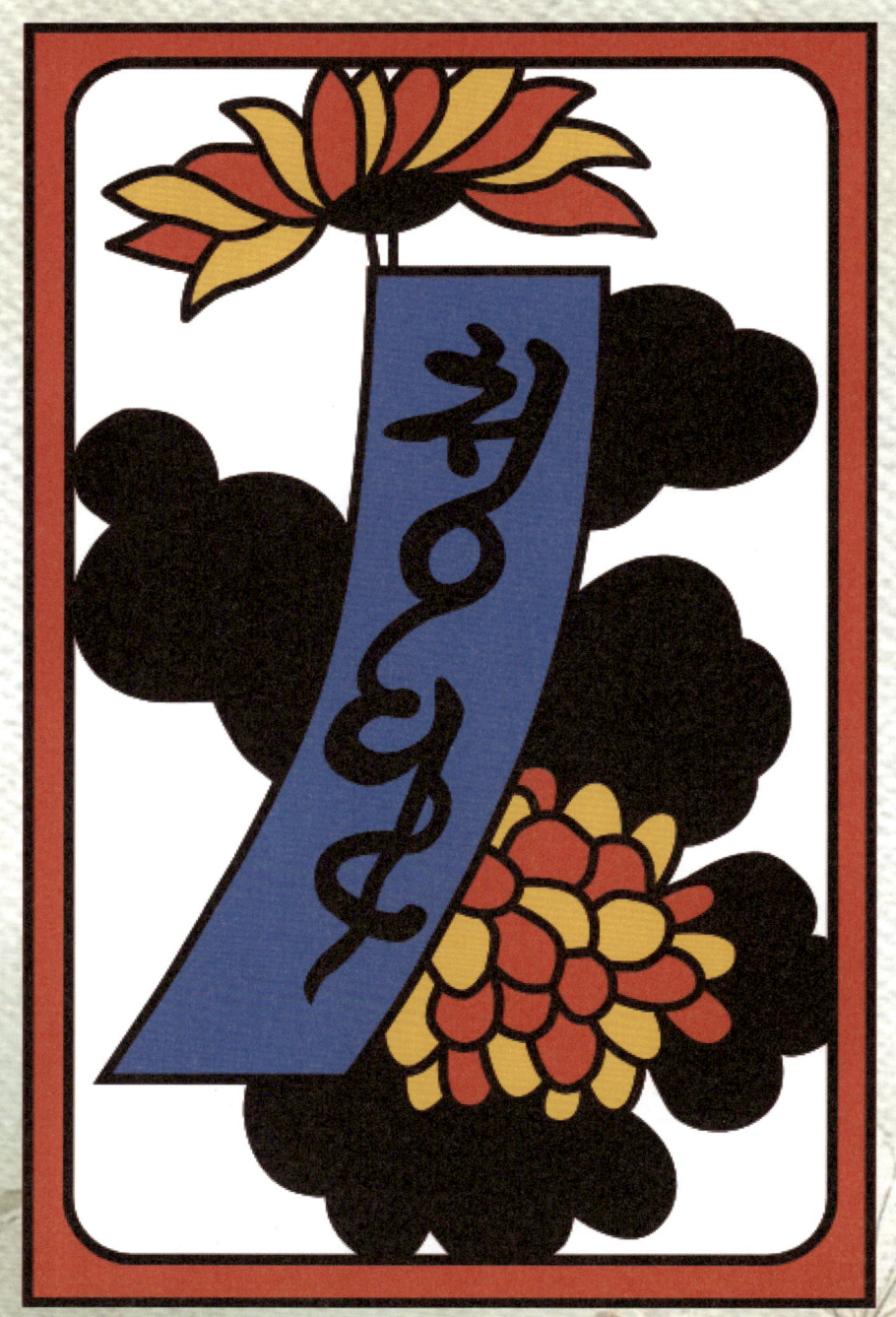

9월 국화
9월 화투패에 담긴 뜻은 '국화주'입니다.

알록달록 예쁘고 아름답게 색칠해 보세요.

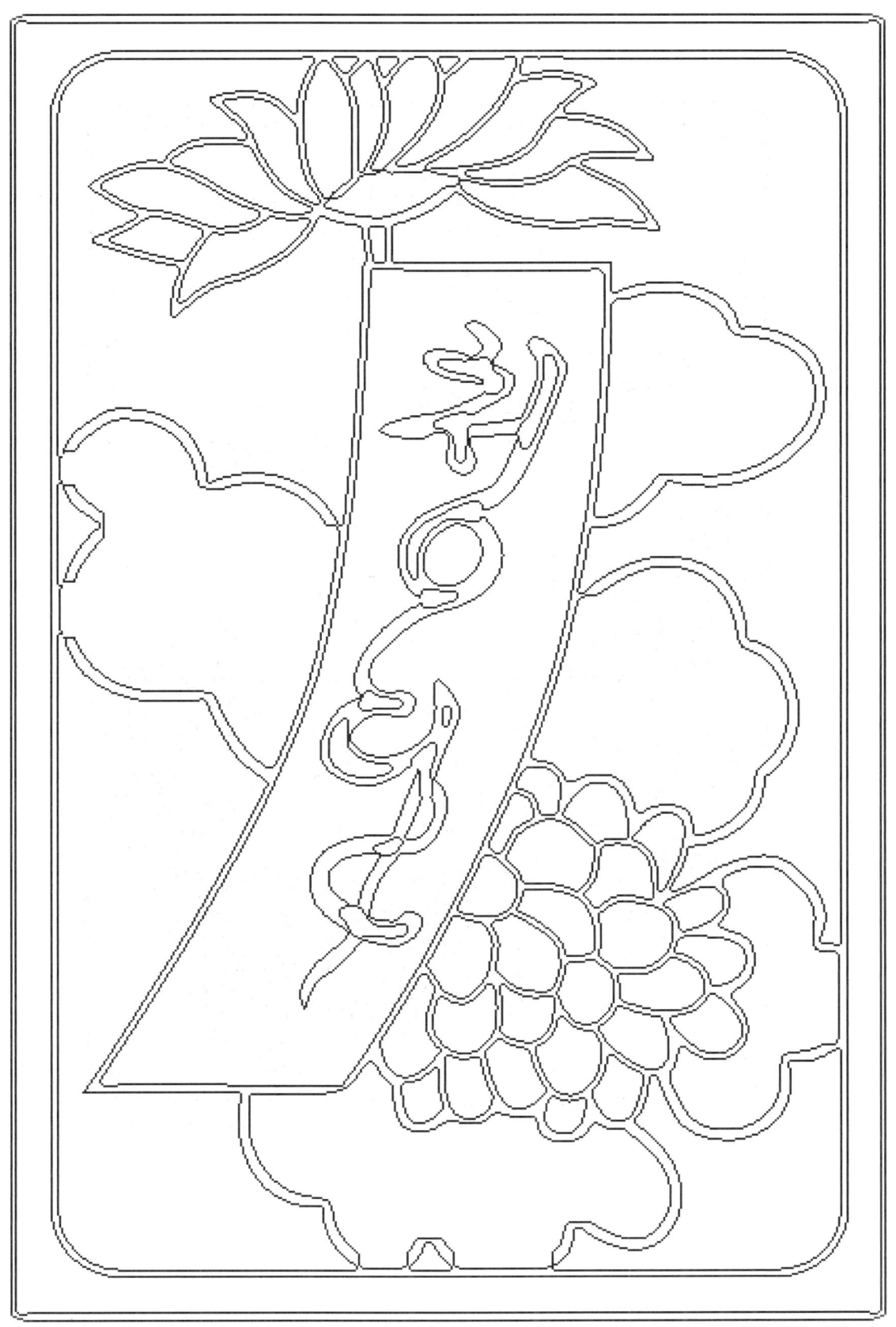

9월 국화

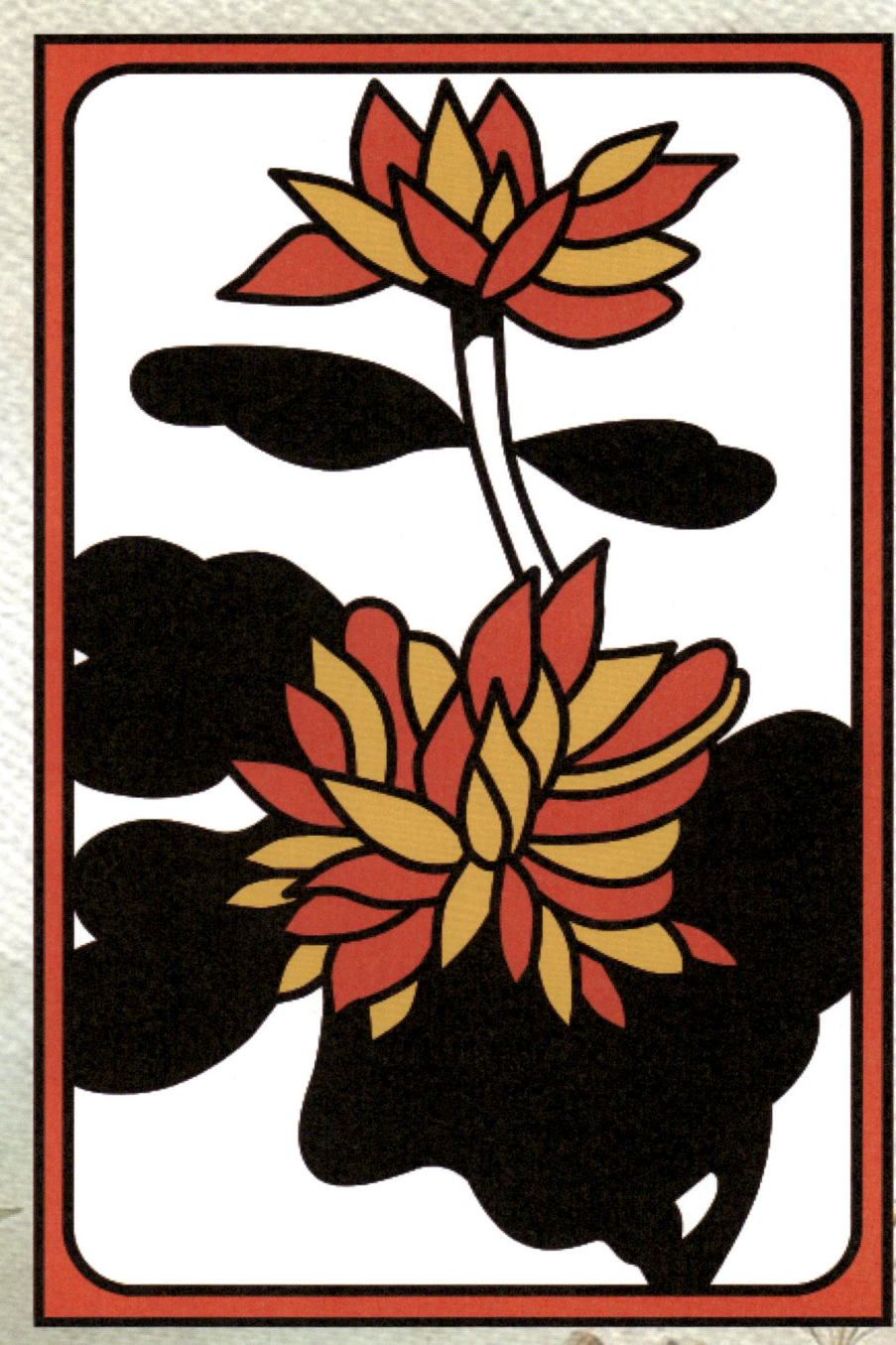

9월 국화
노란색, 흰색, 빨간색, 보라색 등 다양한 색과 크기로 국화는 가을을 대표하는 꽃 중 하나입니다.

알록달록 예쁘고 아름답게 색칠해 보세요.

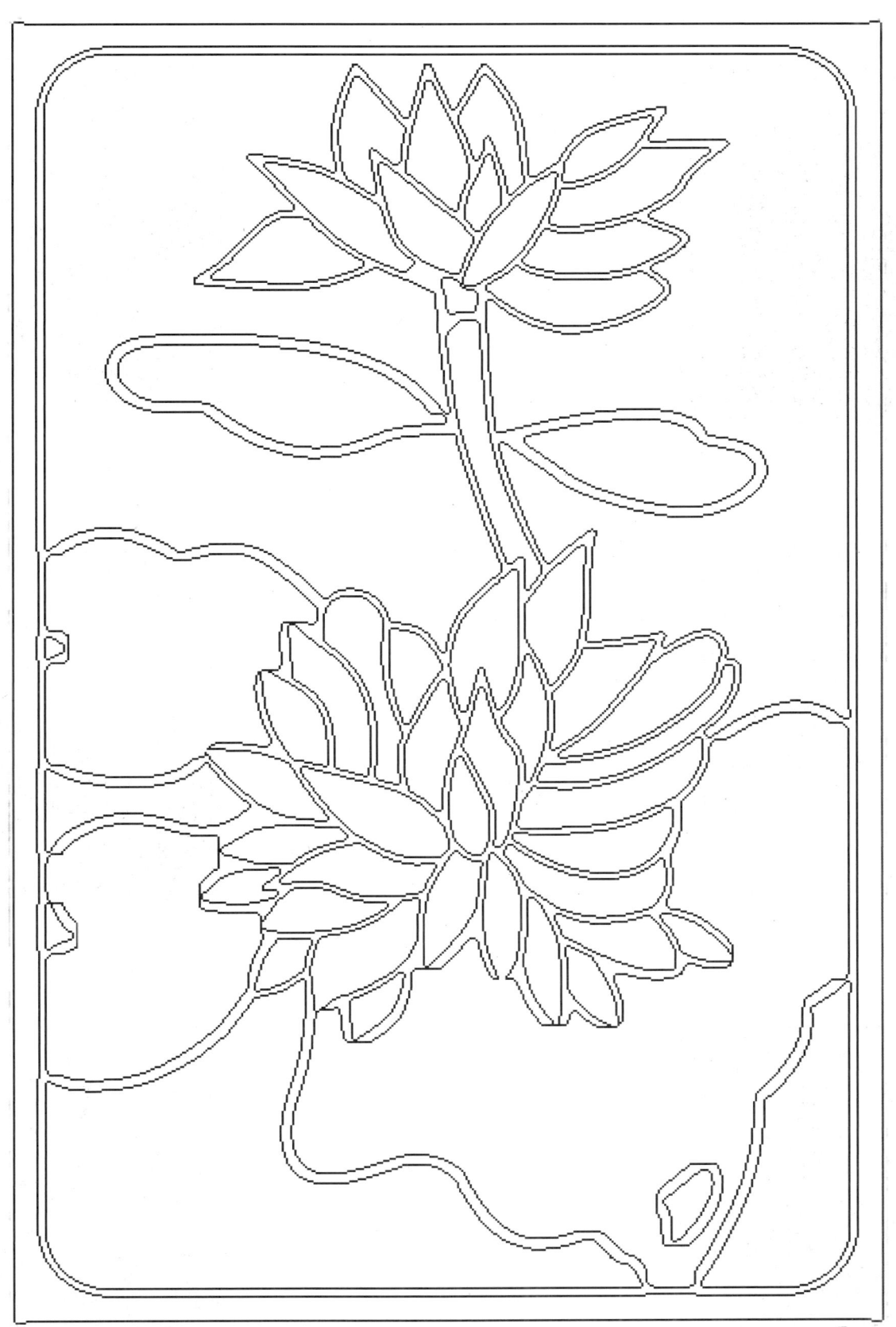

알록달록 예쁘고 아름답게 색칠해 보세요.

같은 달 화투 패 찾기

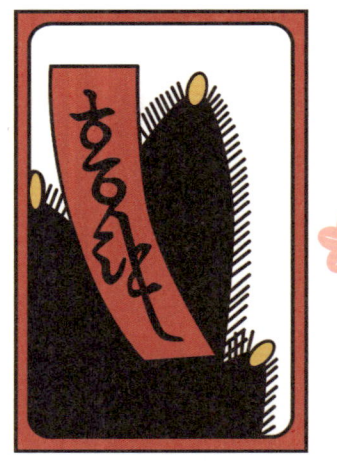

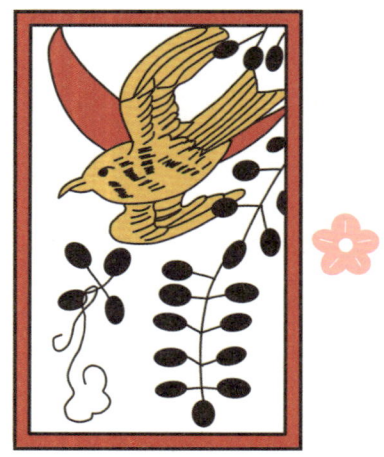
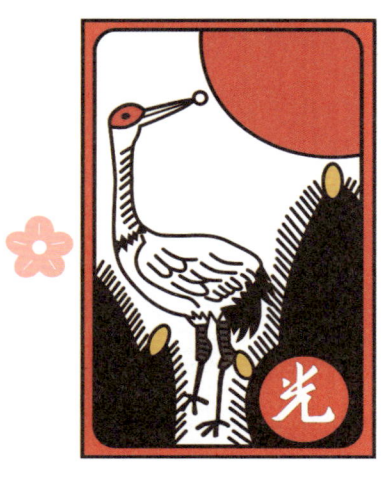
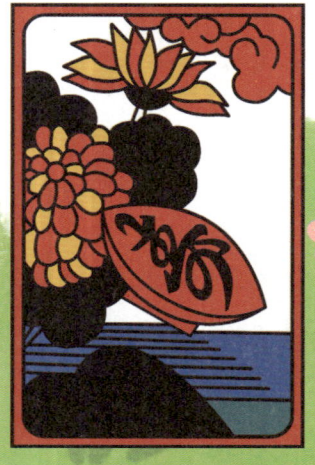
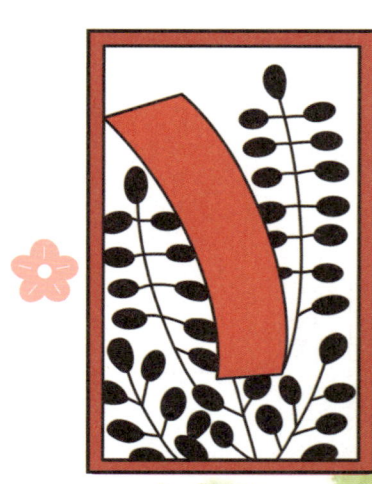

'정답은 76 쪽에'

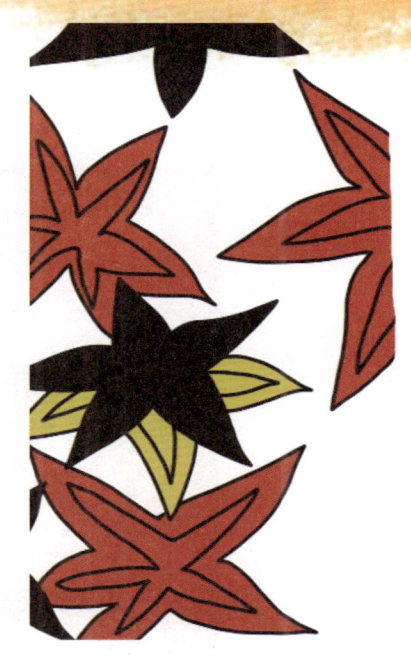

4. 10월, 11월, 12월을 상징하는 화투

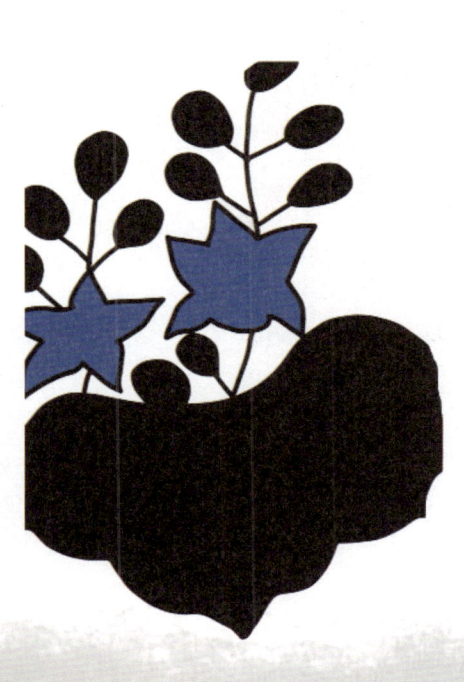
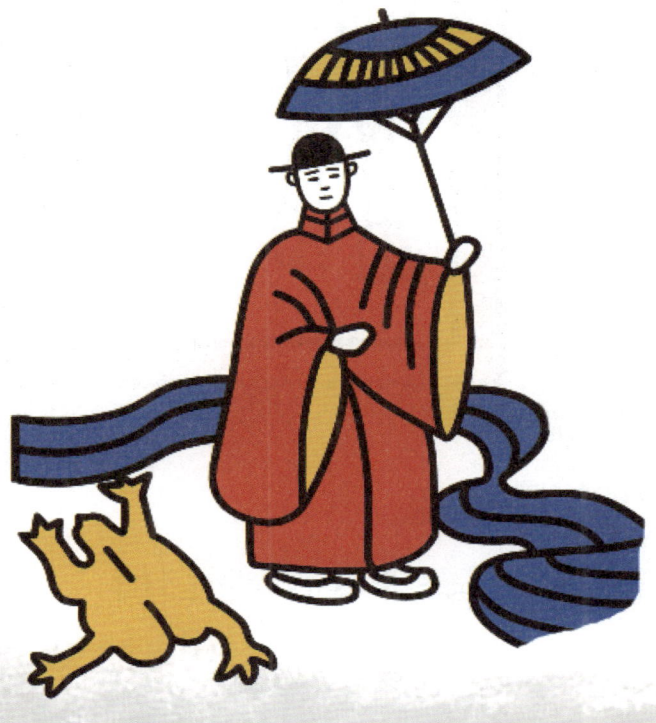

10월 단풍

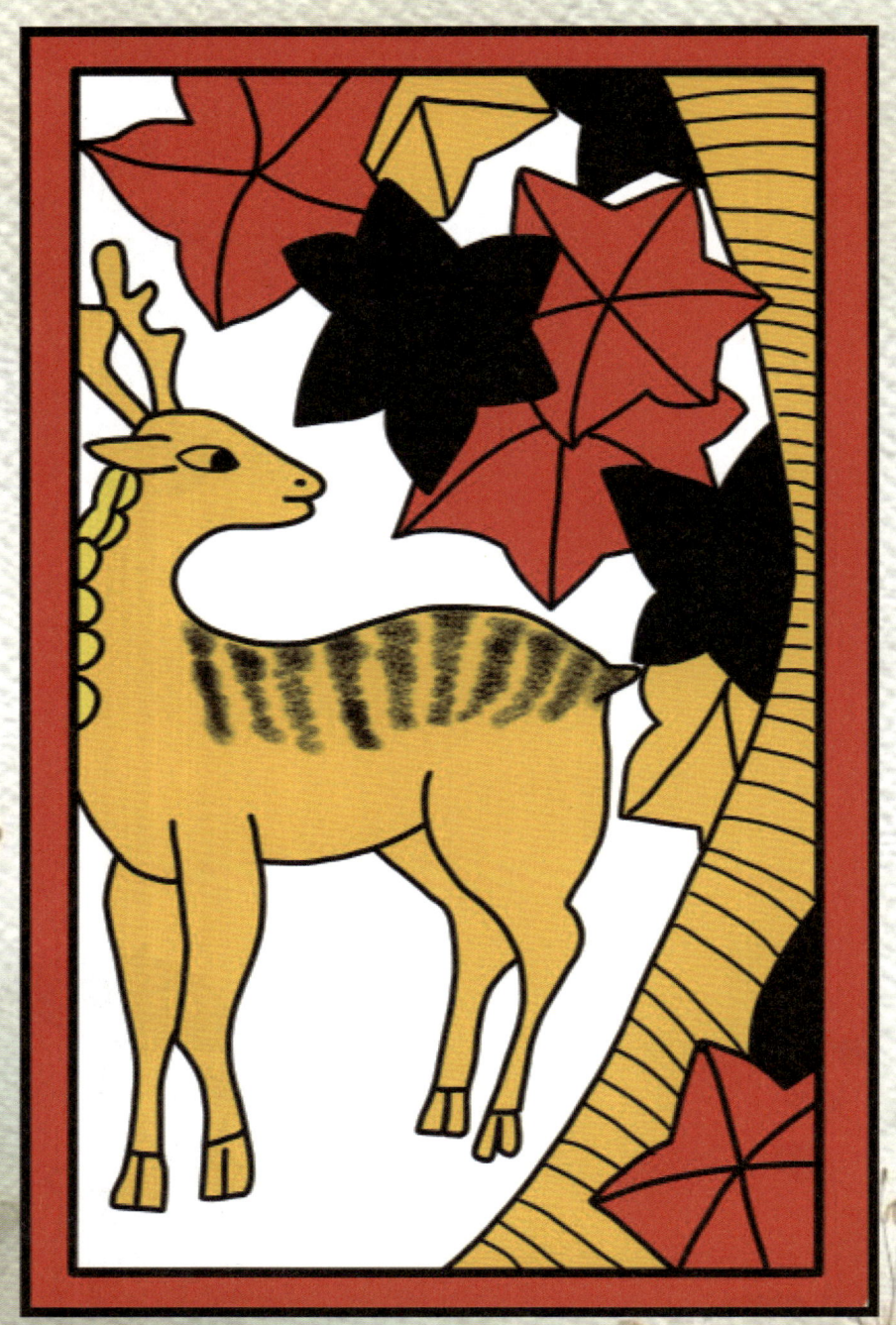

10월 단풍
10월의 화투는 단풍입니다.

알록달록 예쁘고 아름답게 색칠해 보세요.

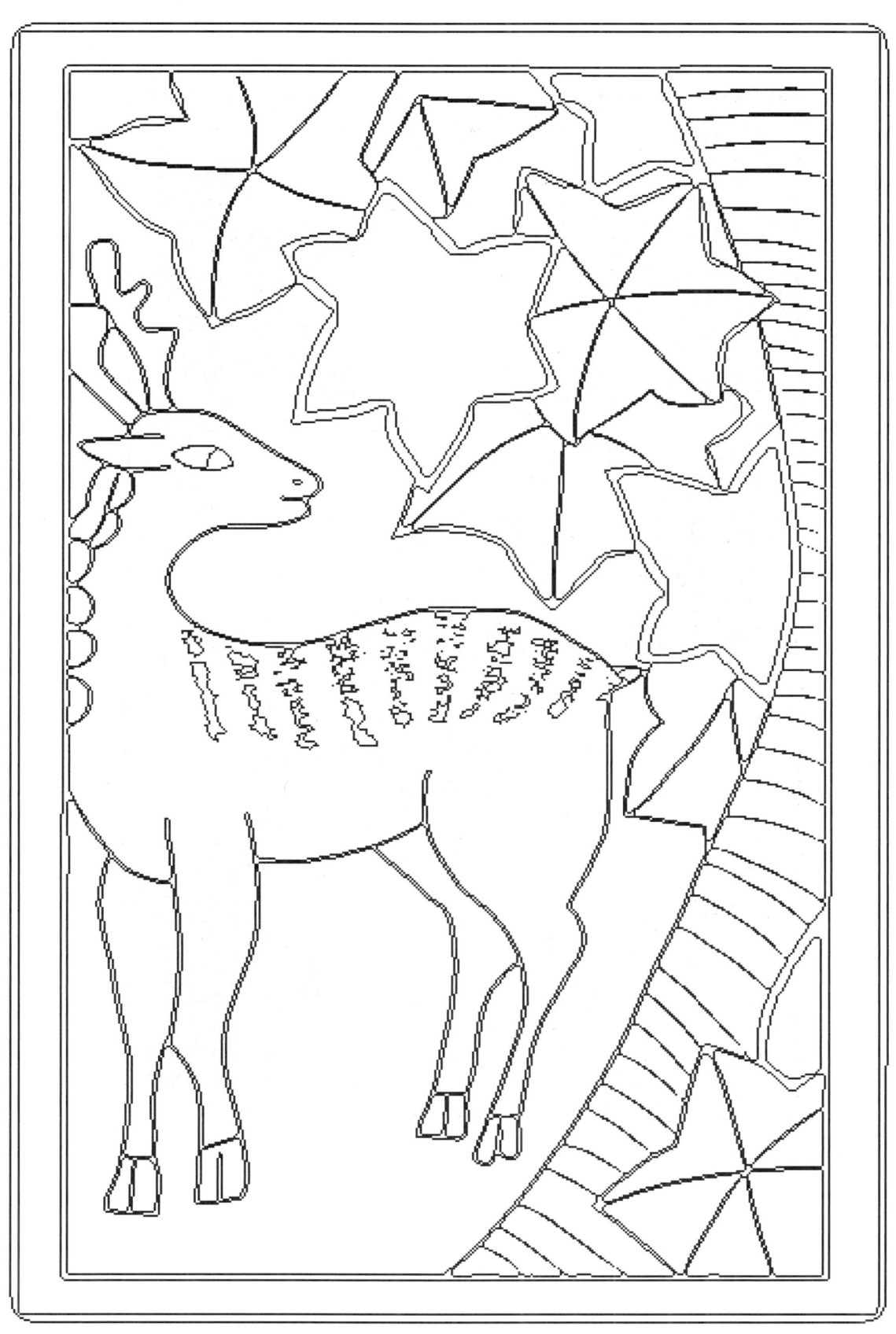

10월 단풍

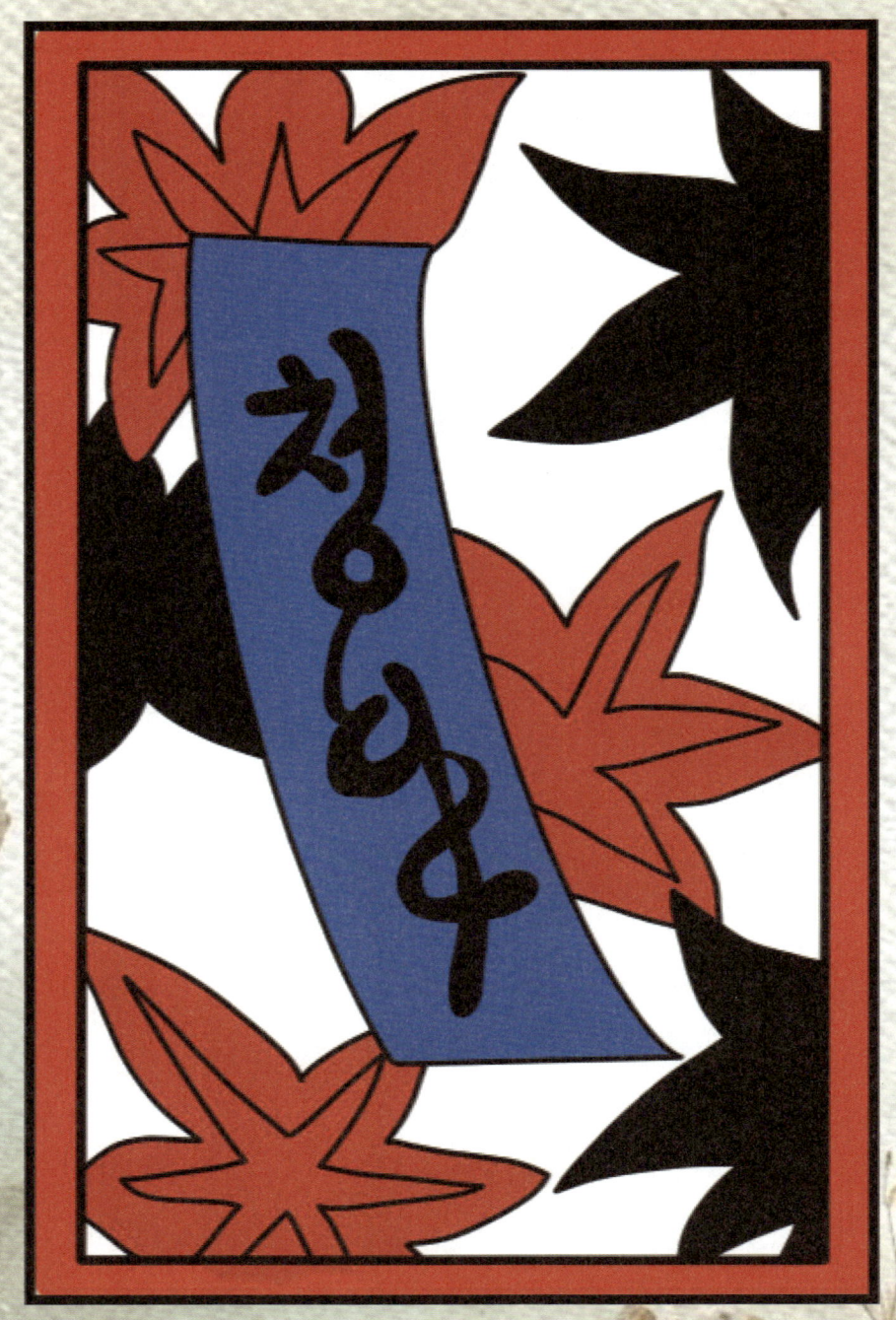

10월 단풍
10월 화투패에 담긴 뜻은
'걱정, 근심'입니다.

알록달록 예쁘고 아름답게 색칠해 보세요.

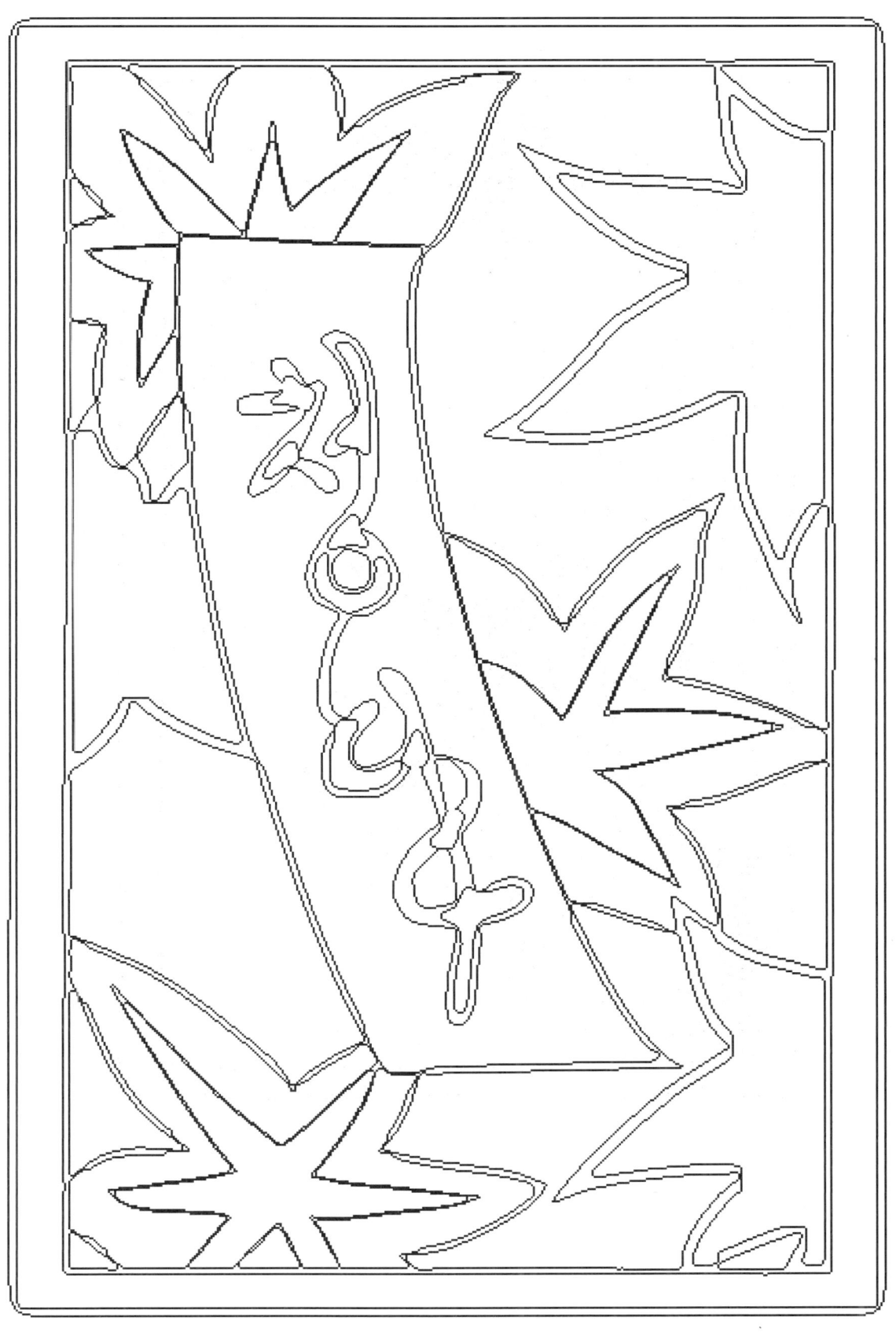

10월 단풍

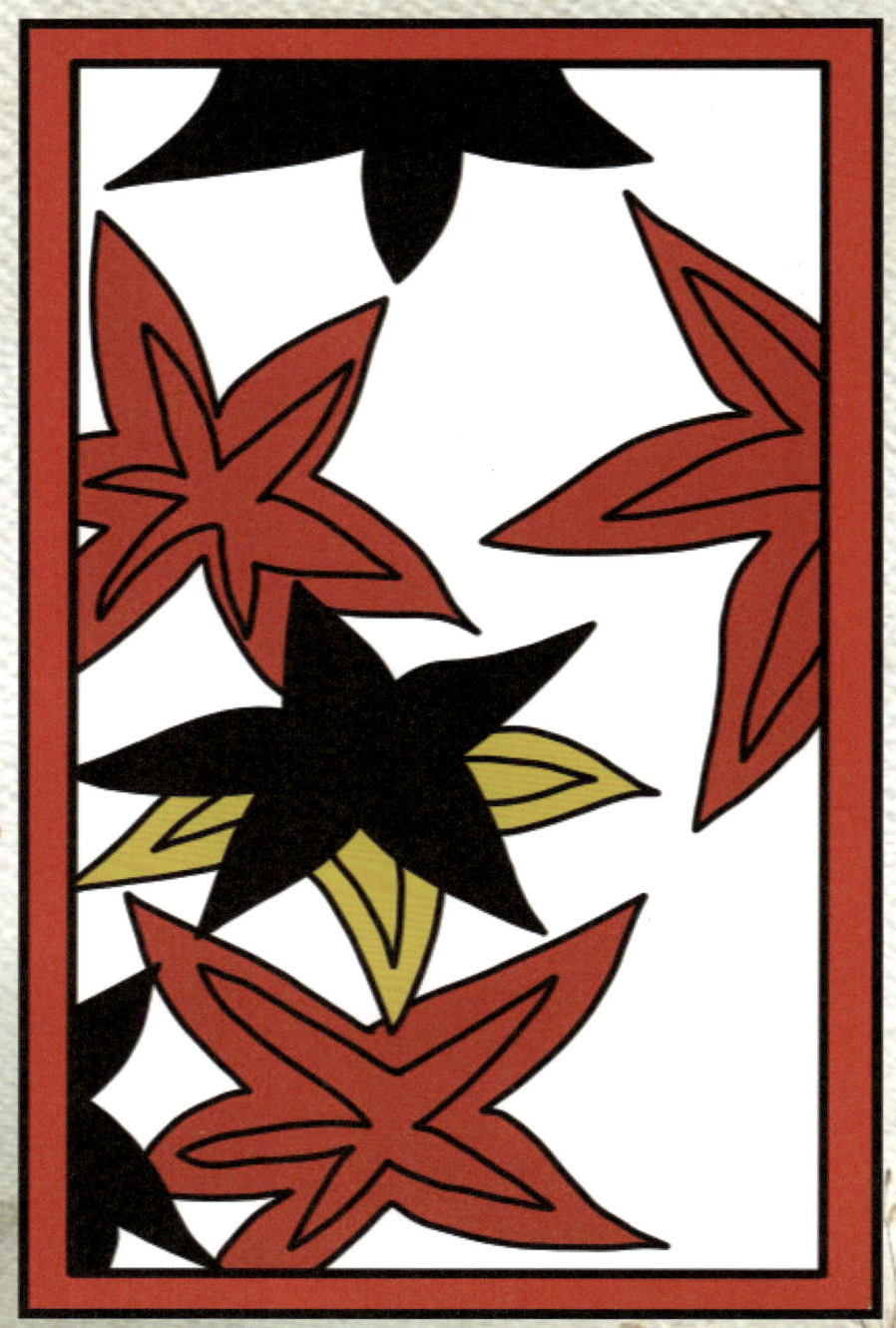

10월 단풍
가을이라면 가장 먼저 떠오르는 건 단풍이 아닐까요?
아름다운 단풍을 즐기러 단풍놀이를 떠났던
그 순간을 떠올려보세요.

알록달록 예쁘고 아름답게 색칠해 보세요.

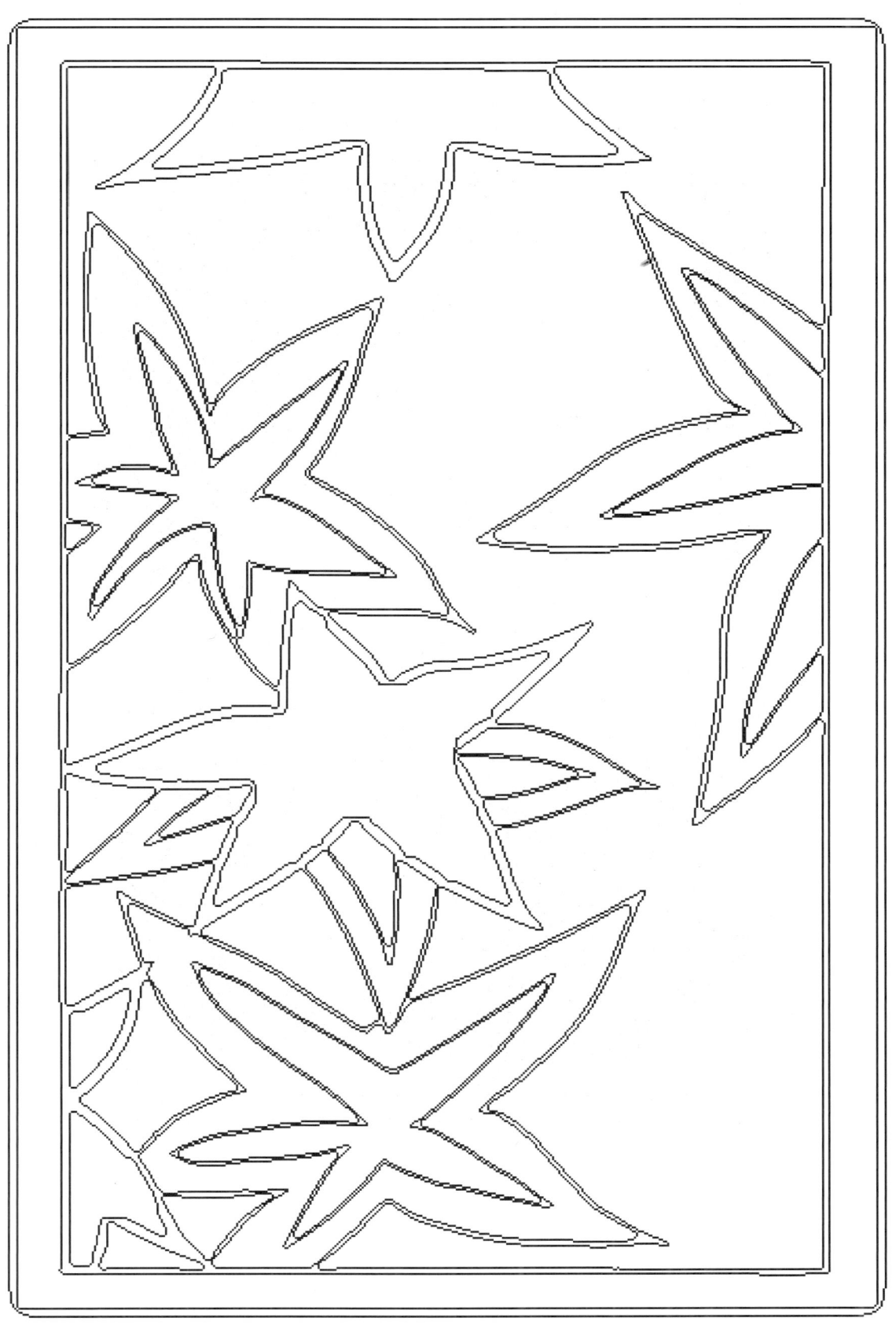

11월 오동(똥)

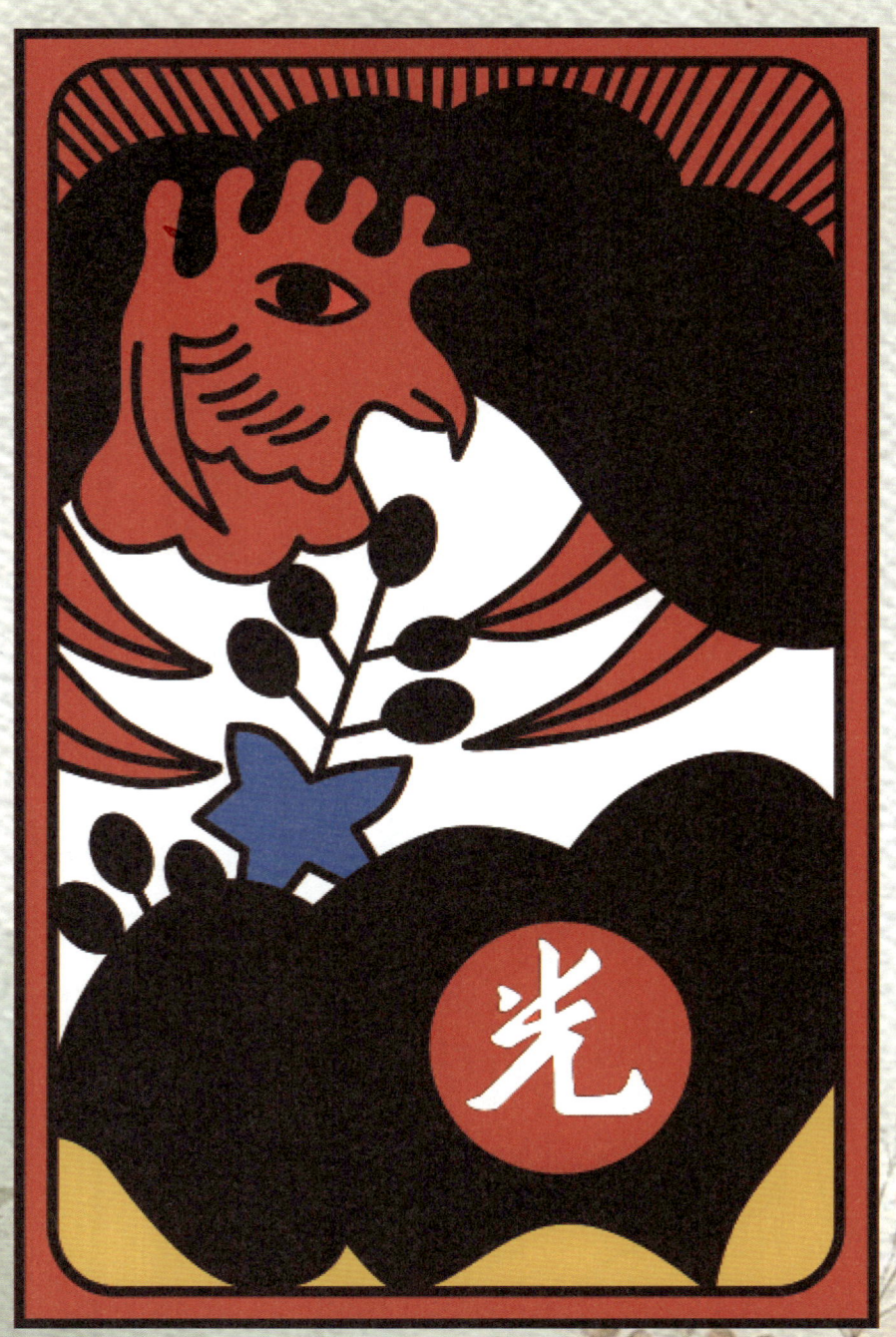

11월 오동(똥)

11월의 화투는 오동입니다.
원래 오동나무 잎인데 녹색이 흑색으로 바뀌면서
검정 덩어리가 되었고 '똥'이라고 많이 부릅니다.
붉은 머리의 동물은 오동나무에만 앉는다는 전설을 가진 새 봉황입니다.

알록달록 예쁘고 아름답게 색칠해 보세요.

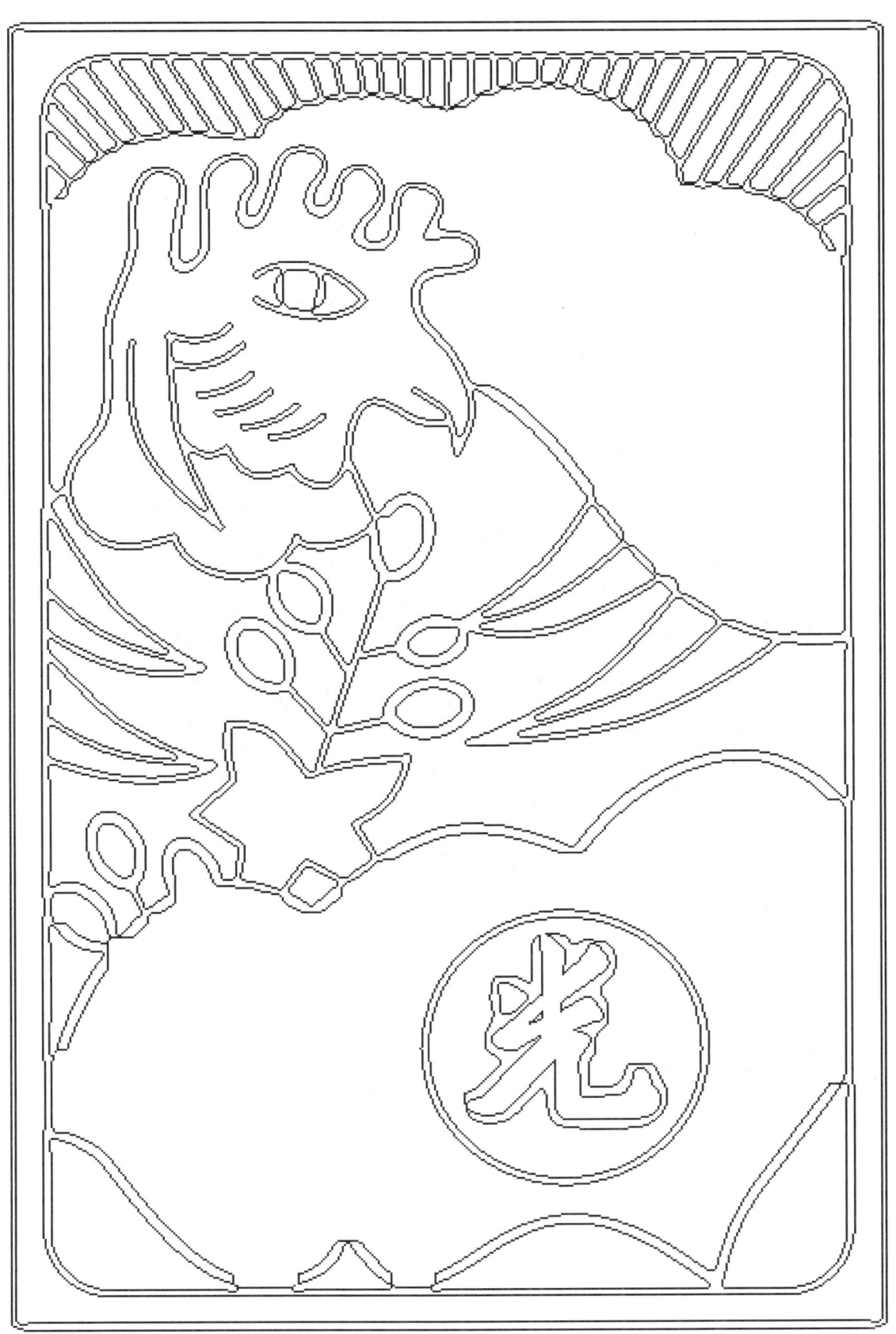

알록달록 예쁘고 아름답게 색칠해 보세요.

11월 오동(똥)

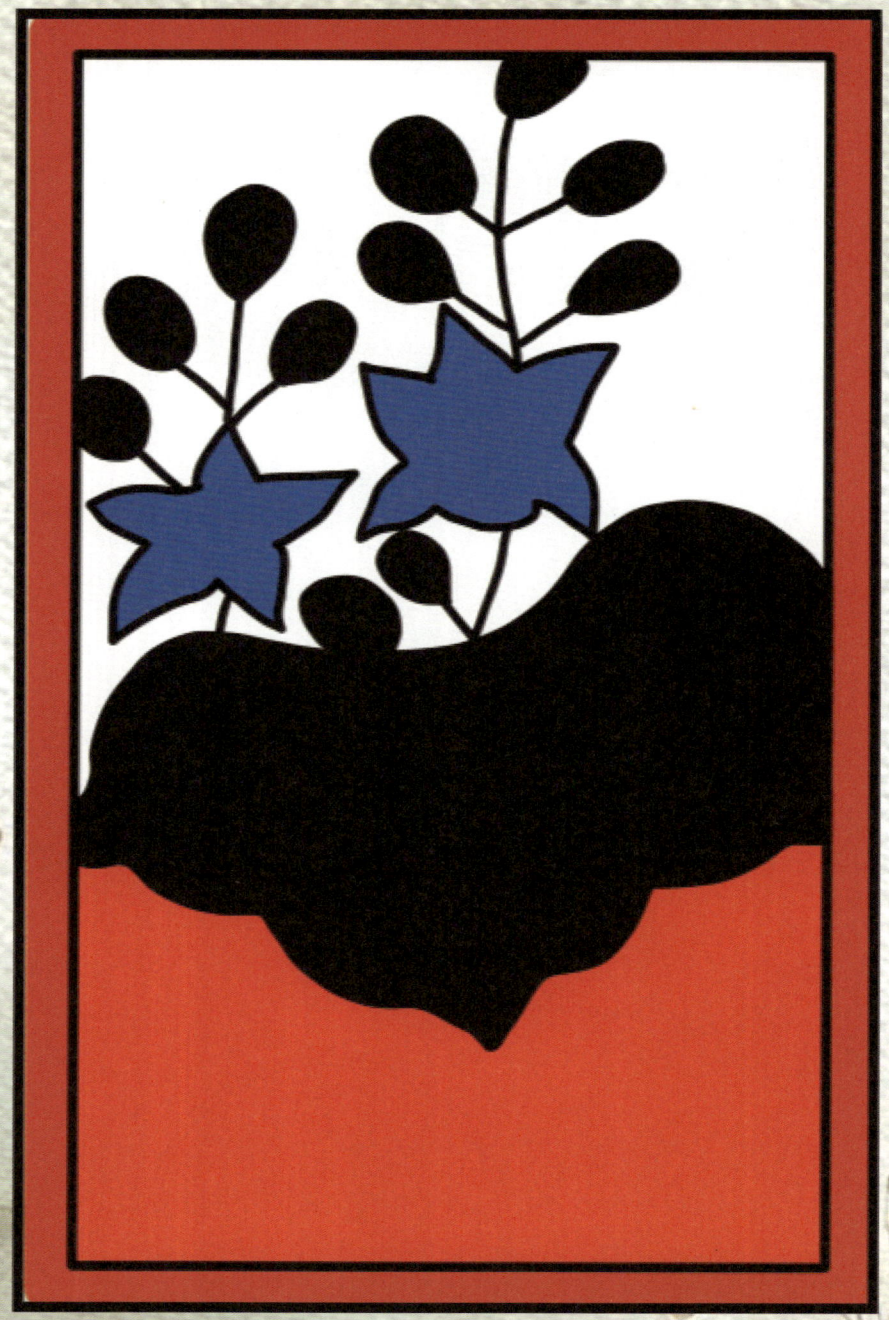

11월 오동(똥)
11월 화투패에 담긴 뜻은 '돈'입니다.
오동나무는 생명력이 강한 나무입니다.
성장 속도로 빠르고 질도 좋아 가구를 만드는 데 적합한 나무입니다.

알록달록 예쁘고 아름답게 색칠해 보세요.

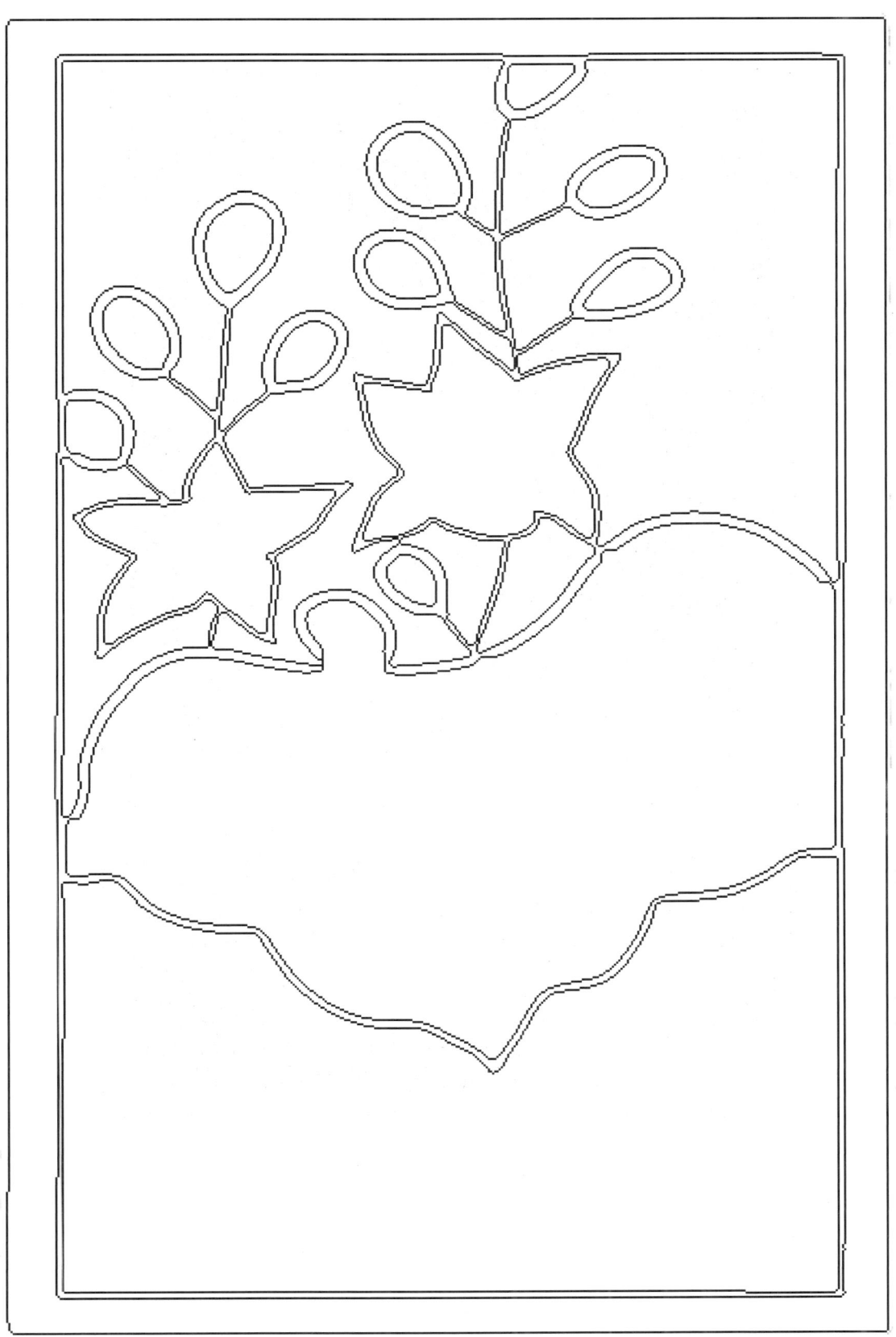

12월 버드나무(비)

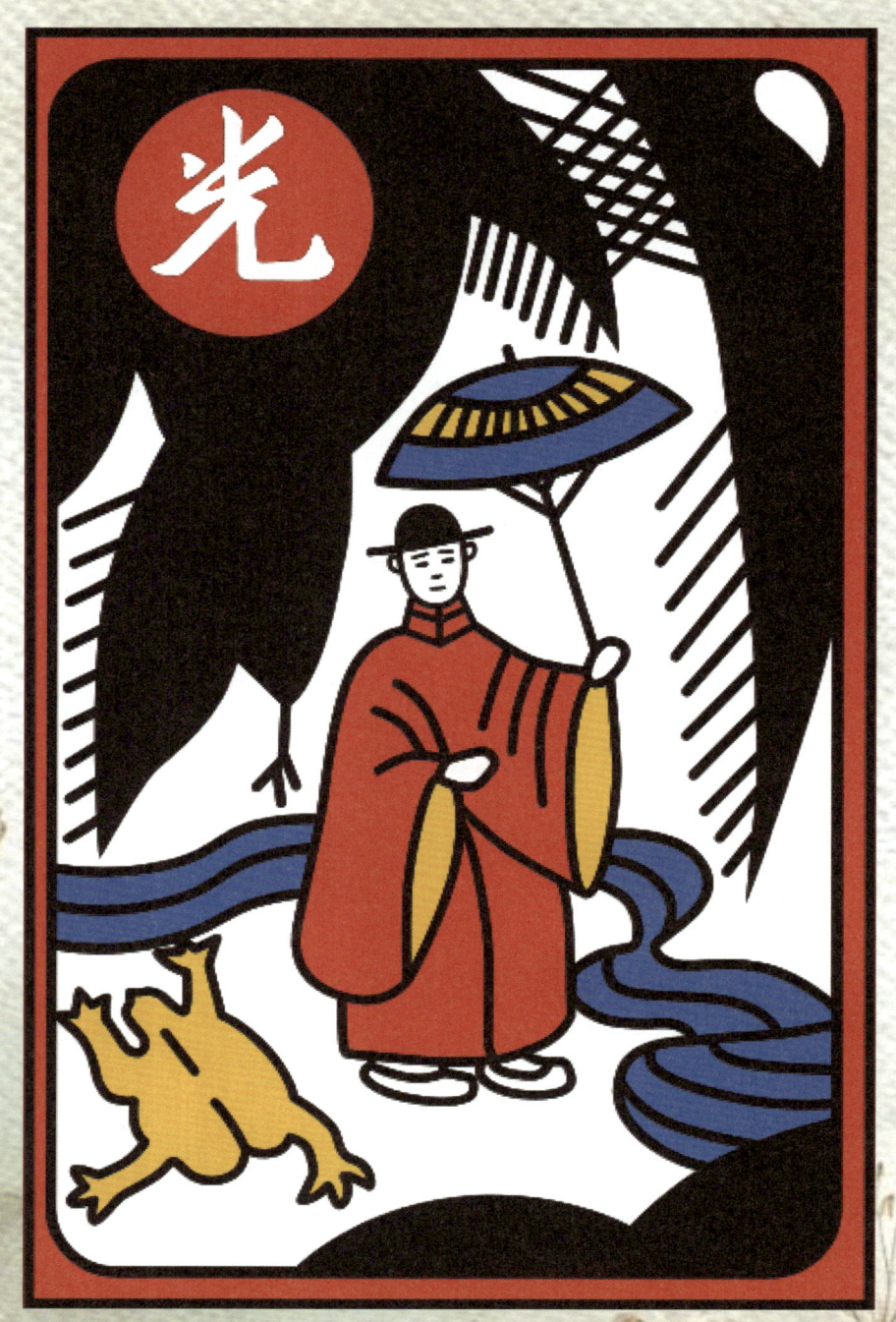

12월 버드나무(비)
12월의 화투는 버드나무입니다.
우산을 쓰고 있는 서예가의 모습 때문에
흔히 '비'라고 많이 부릅니다.

알록달록 예쁘고 아름답게 색칠해 보세요.

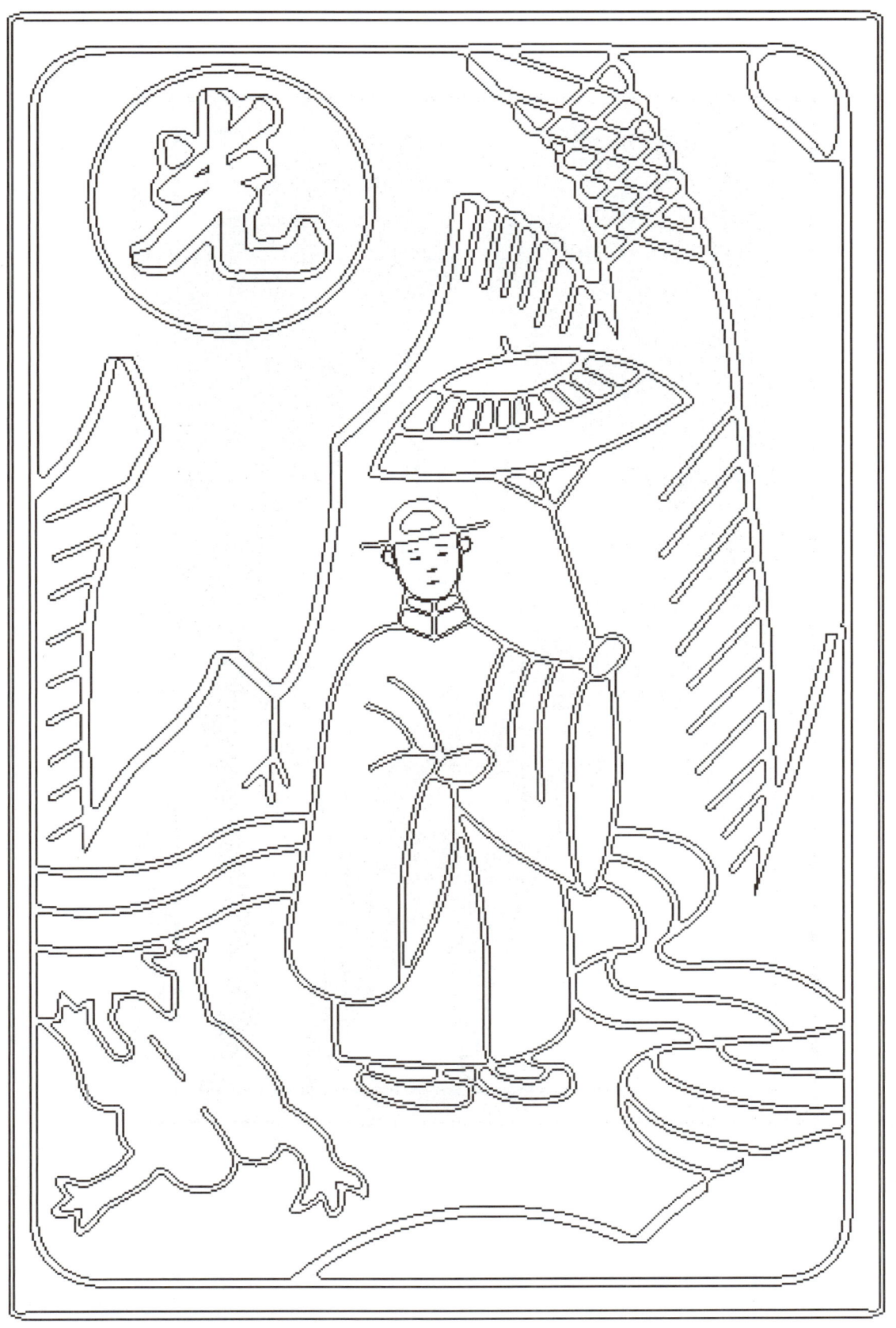

12월 버드나무(비)

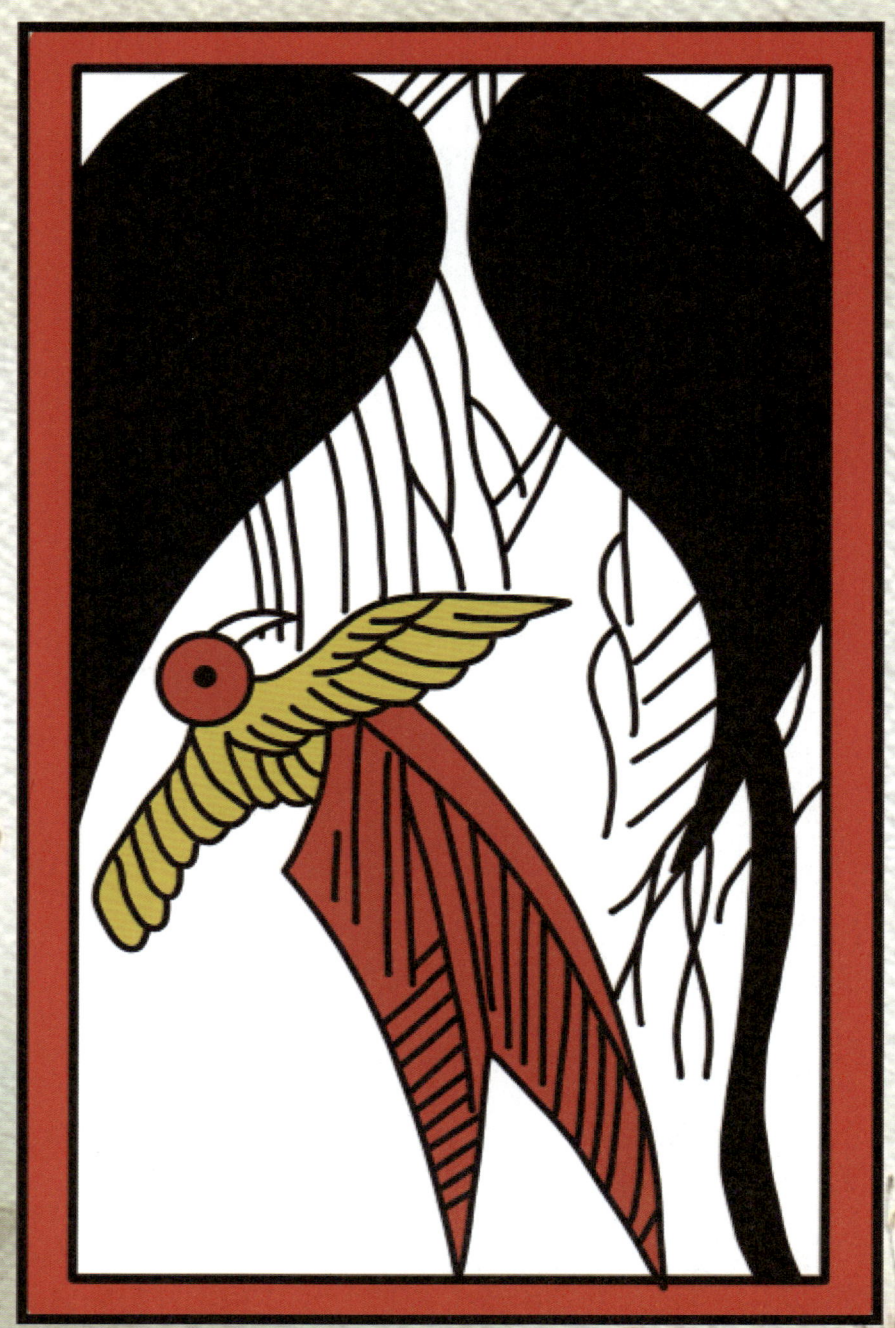

12월 버드나무(비)
12월 화투패에 담긴 뜻은 '손님'입니다.
버드나무 아래 그려진 제비가
반가운 손님이 온다는 소식을 알려주는 것 같네요.

알록달록 예쁘고 아름답게 색칠해 보세요.

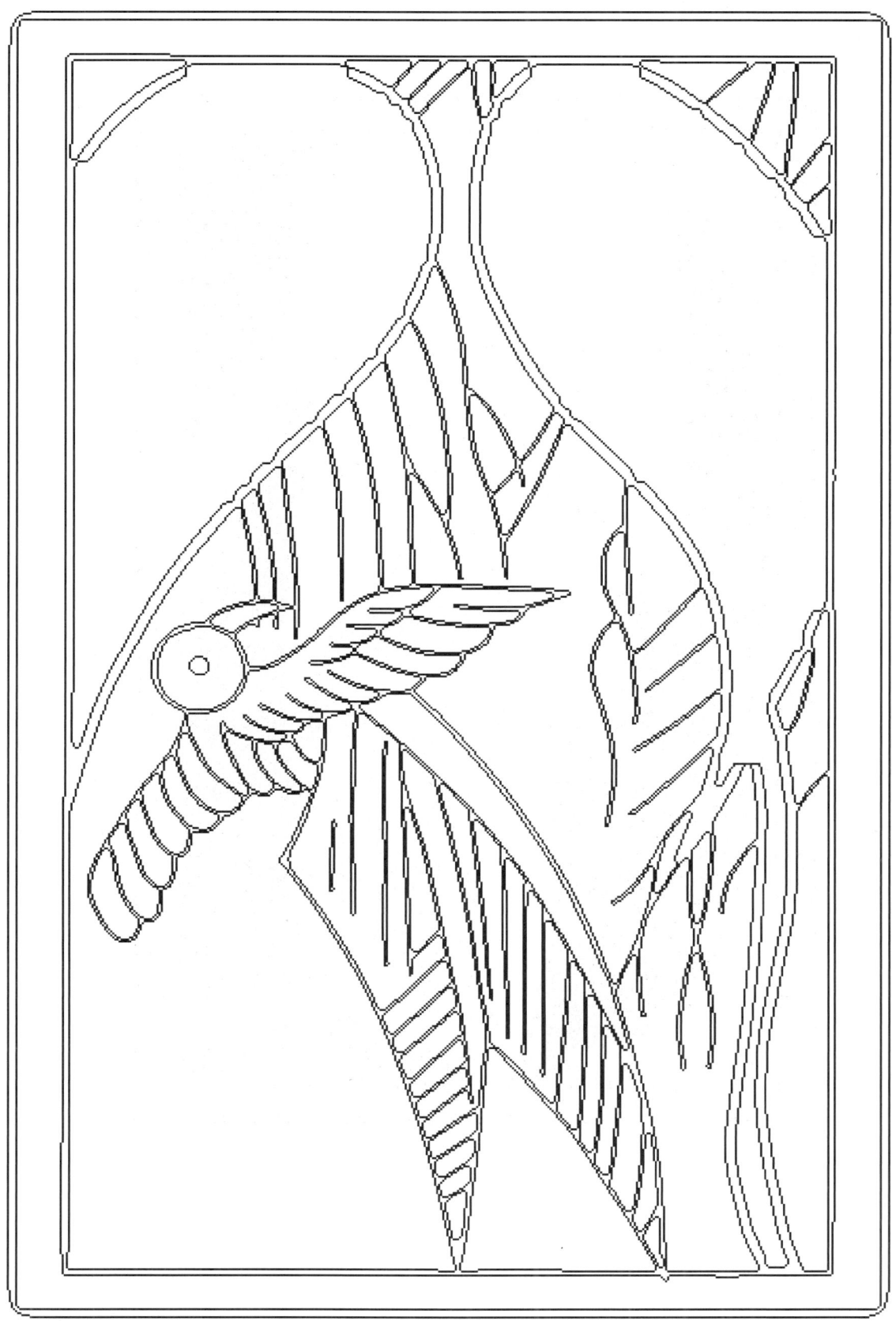

알록달록 예쁘고 아름답게 색칠해 보세요.

12월 버드나무(비)

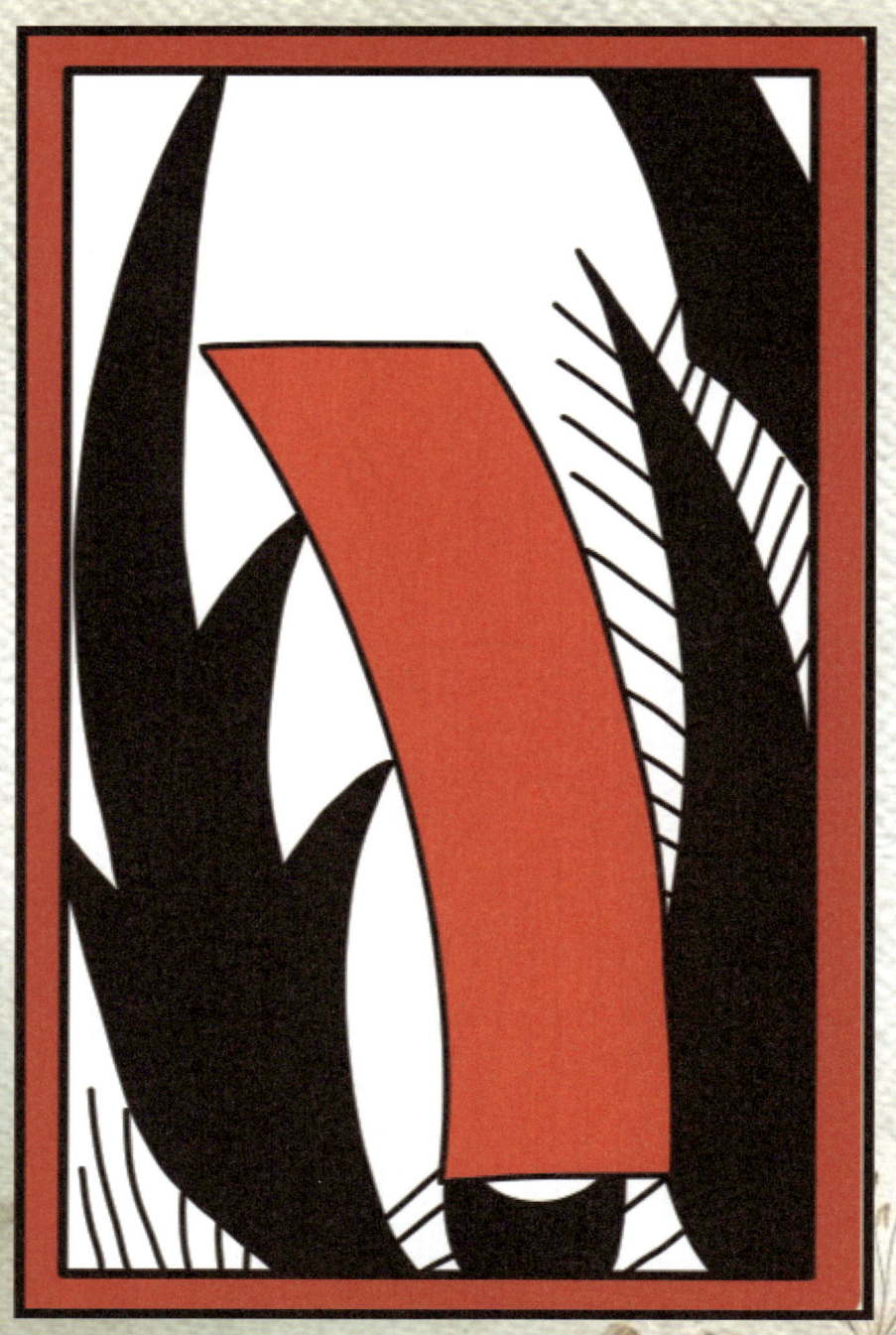

12월 버드나무(비)
버드나무(비) 빨간 띠 패는 원래는 늘어진 버들잎처럼
위에서 아래 방향이 패의 위쪽이지만
실제로는 위의 그림처럼 많이 사용해요.

알록달록 예쁘고 아름답게 색칠해 보세요.

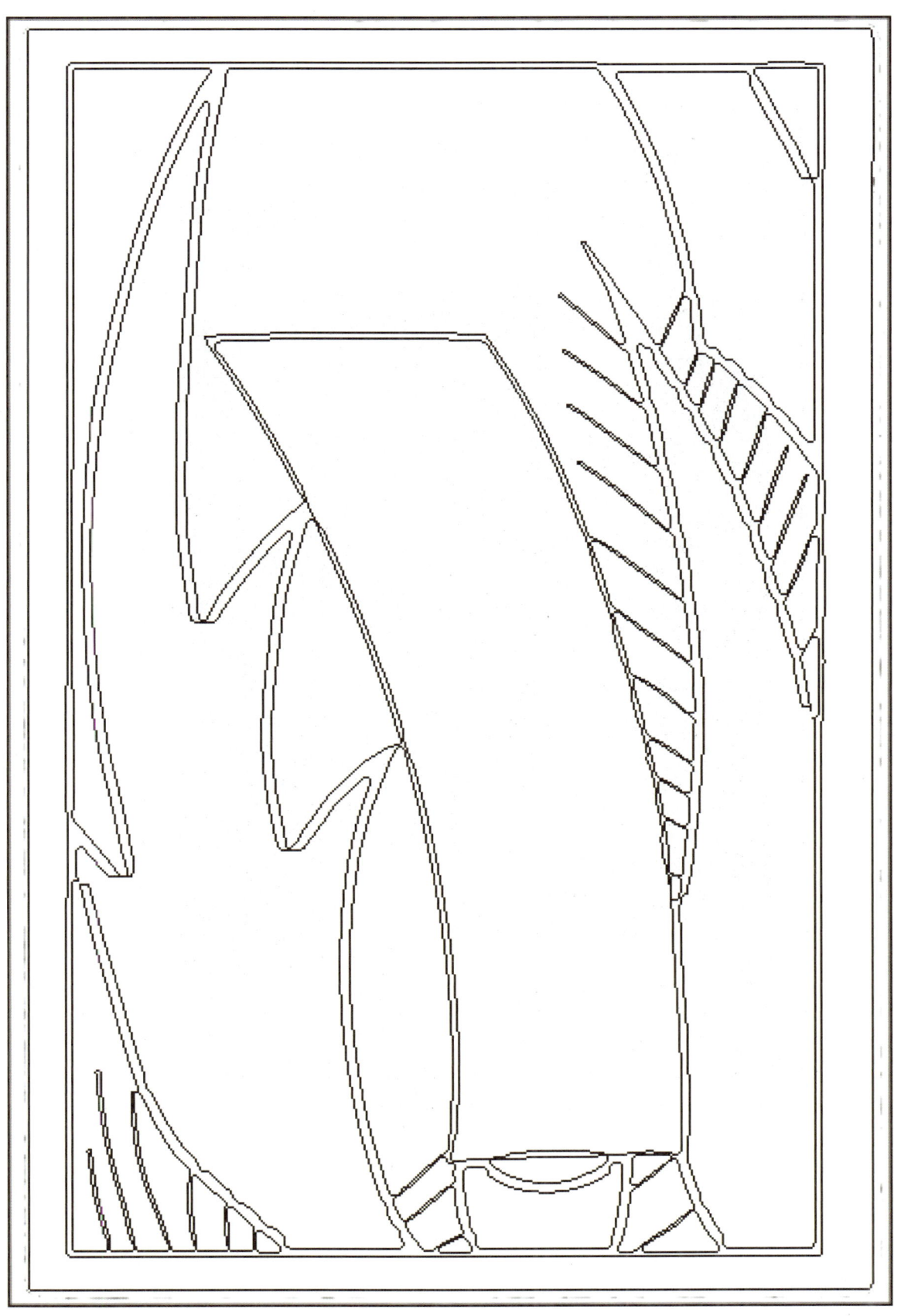

12월 버드나무(비)

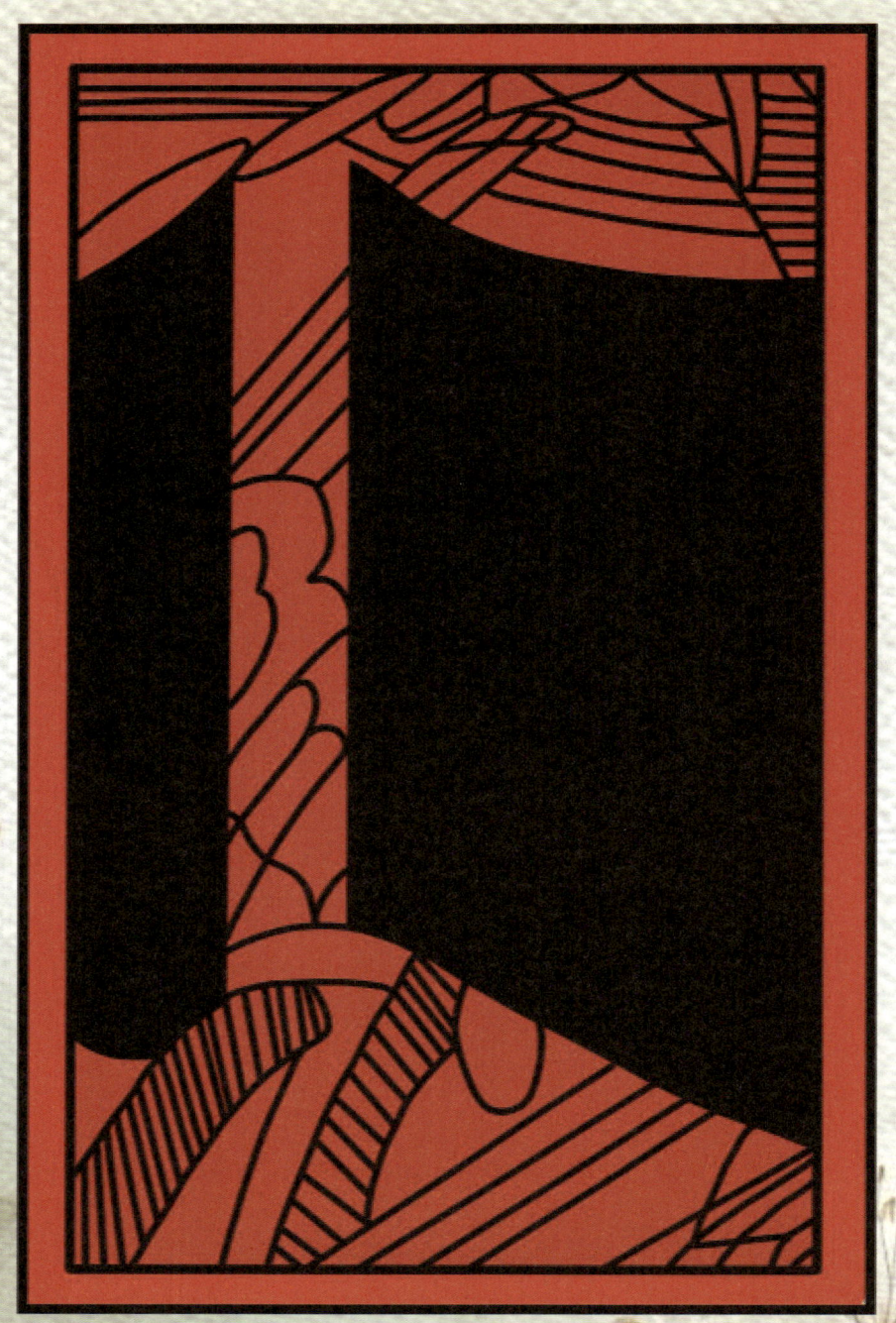

12월 버드나무(비)
흔히 쌍피로 사용하는 패는
지옥의 문을 상징해요.

알록달록 예쁘고 아름답게 색칠해 보세요.

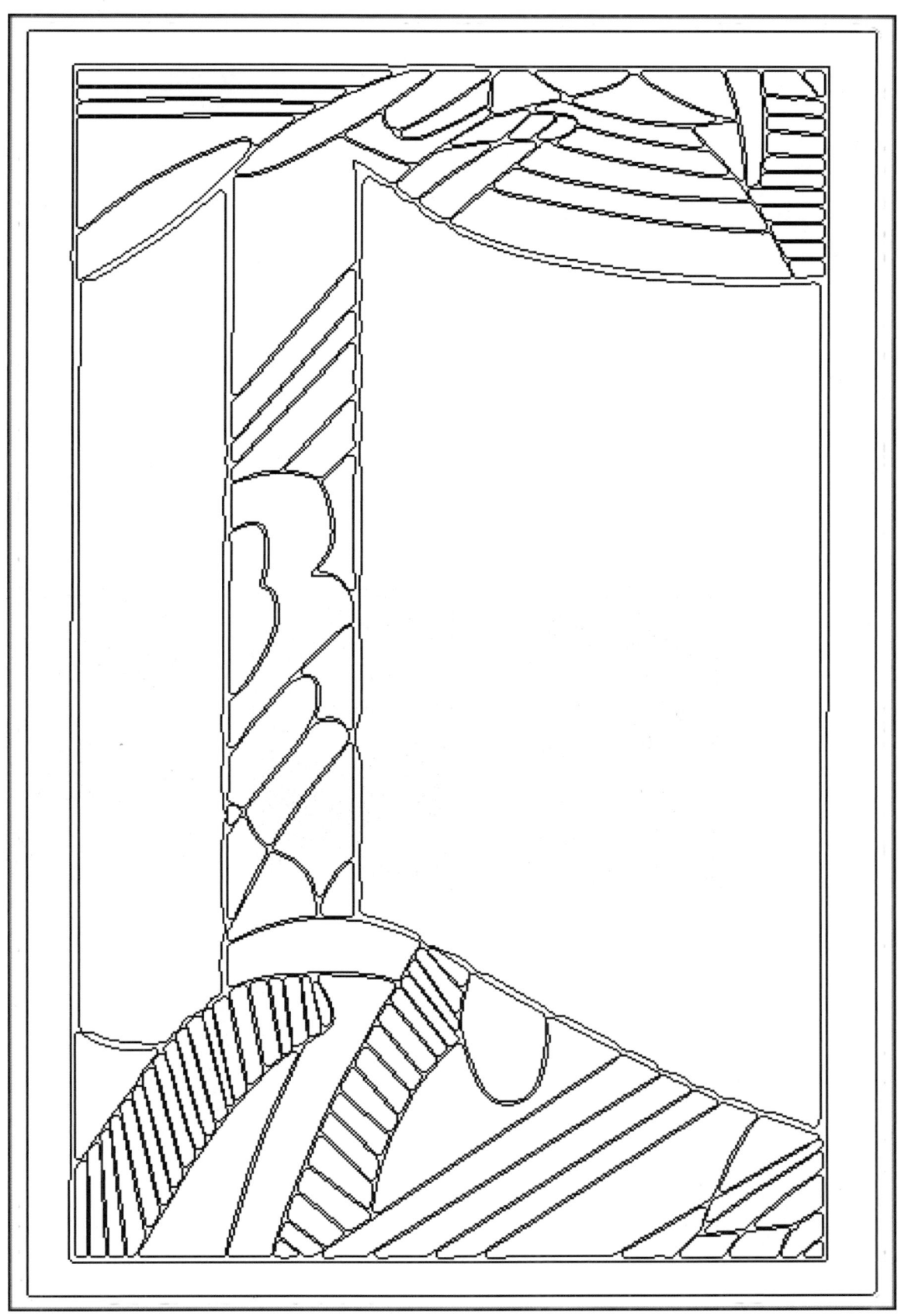

정답

화투 중 여행을 의미하는 화투는 무엇일까요?
- 24쪽

정답 : 3월 벚꽃패

화투 개수 세기
-38~39쪽

정답

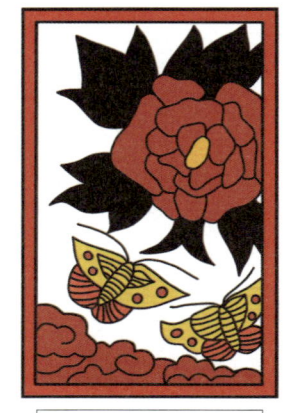 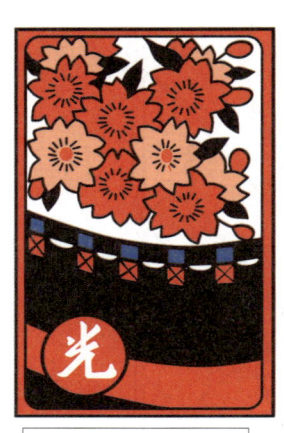 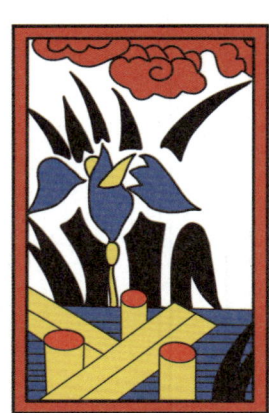

4개　　　4개　　　3개

화투 중 연인을 의미하는 화투는 무엇일까요?
-40쪽

정답 : 2월 매조

같은 달 화투 패 찾기
-56쪽

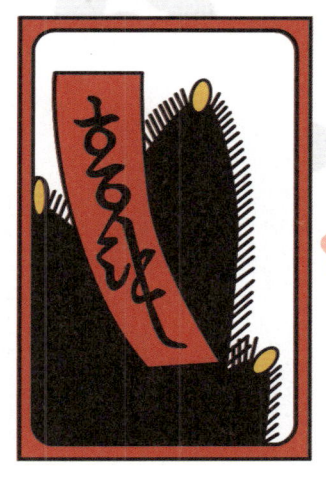
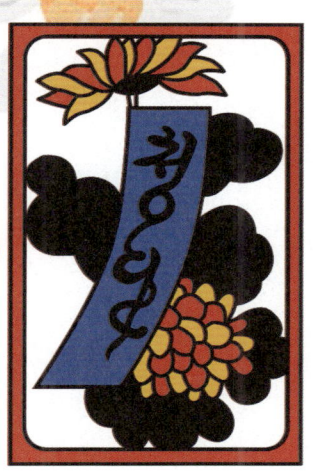
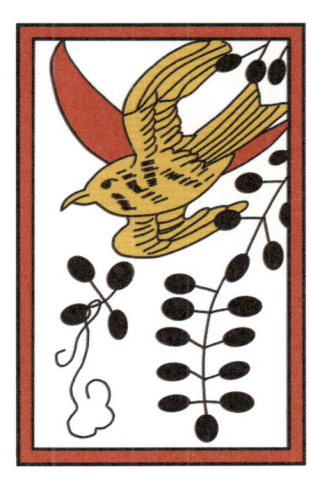
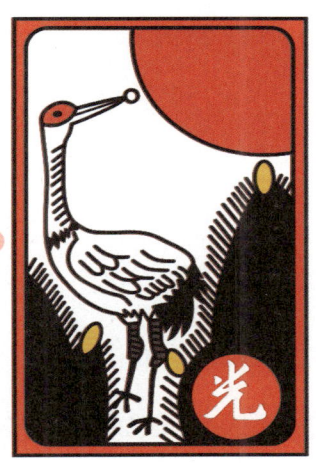
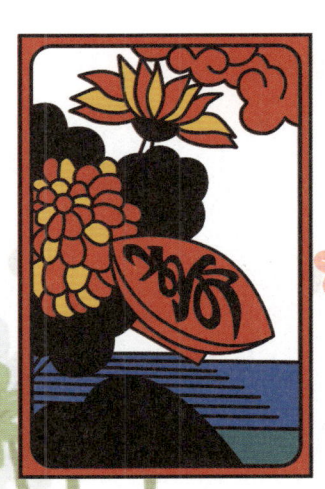
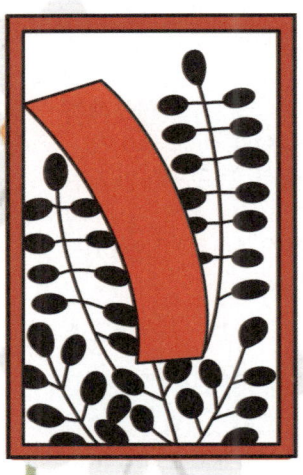

흔들흔들화투색칠놀이

발행일 초판 1쇄 2025년 9월 10일

엮은이 버금디자인연구소 **펴낸이** 강주효 **마케팅** 이동호 **편집** 이태우 **디자인** 하루
펴낸곳 도서출판 버금 **출판등록** 제353-2018-000014호
전화 032)466-3641 **팩스** 032)232-9980
이메일 beo-kum@naver.com
블로그 blog.naver.com/beo-kum
제조국 대한민국 **인쇄제작** 정우피앤피
주의사항 종이에 베이거나 긁히지 않게 조심하세요.
자료출처 한국민족대백과

ISBN 979-11-93800-19-5 13650
값 9,000

ⓒ 2025걸음마
잘못된 책은 구입하신 곳에서 교환해 드립니다.
이 책의 저작권은 도서출판 버금에 있습니다.